EUGENESIA *y* NATALIDAD

Hildegart Rodríguez

Eugenesia *y* natalidad

PREGUNTA

Primera edición: octubre de 2024

info@preguntaediciones.com
www.preguntaediciones.com

ISBN: 978-84-19766-56-4
Depósito legal: Z-1821-2024

Printed in Spain. Impreso en España por Estilo Estugraf Impresores

Índice

EL PROBLEMA EUGÉNICO

Punto de vista de una mujer moderna

Publicado originalmente por la
Gráfica Socialista (Madrid, 1930)

Al obrero en general y especialmente a mis compañeros en el ideal socialista.

Amigos lectores:

Como toda obra es siempre un estrato del espíritu del autor que se arranca a su conciencia para ser devorado por otras inteligencias, nada de extraño es que a la par que esa concesión os haga una pequeña revelación escrita, veraz, de los móviles de este folleto.

No me impulsan a publicarlo afanes codiciosos, que yo me consideraría denigrada con ello, ni, como puede verse, es el precio motivo de sospecha de que así fuera.

No me mueven impulsos de vanidad, que no podría tenerlos con la modestia de mi aportación y la sinceridad de mi empeño.

Trato tan sólo con él de destruir para el obrero una barrera hasta aquí infranqueable: la de estar al tanto de estos conocimientos eugénicos, hasta ahora tratados en diversas obras, con especialización en algunas de las múltiples facetas de la cuestión pero lo que crea para el obrero la dificultad del tiempo, escaso para dedicarlo a tan prolija lectura, y la del dinero, no menor ante la imperiosa necesidad de hacerse con unas cuantas obras a base del mismo asunto genérico.

En este folleto se condensan en lo posible las direcciones del eugenismo, sus fundamentos fisiológicos, sus direcciones morales; es una labor, por tanto, de divulgación con el fin de que ese obrero español, hoy ávido de conocimientos nuevos, sepa aprovechar estas elementales lecciones y aprenda a preocuparse por ese grave problema que es en sí la eugenesia, reacción nacida, como el socialismo, frente a la injusticia colectiva del capital.

Y va sobre todo este folleto para mis camaradas los socialistas, tan capacitados, tan conscientes, tan seguros de sus actos, para que tengan con él medios de ejemplaridad propia y de divulgación ajena, que en su sencillez aparente, la eugenesia, clave de la sociedad futura igualitaria y justa, evitará entre tanto esos crímenes horrorosos que muchos hombres cometen hoy, inconscientes del perjuicio que se reportan a sí propios y a la especie humana.

Que queden siempre grabadas en nuestra mente las frases magníficas del maestro Marañón: «Es tan atroz todo ello, que si se probase a difundir estas doctrinas en todas partes con todos los tonos, desde el hogar y desde la escuela, como se enseña a no mentir, a no robar y a no emborracharse, tal vez se lograse evitar la consumación de tantos delitos biológicos como vemos a diario, legalizados por el Estado y bendecidos por la Iglesia».

La autora
Septiembre de 1930

LA HERENCIA

Su etimología. Se deriva del latín *herus-i*, que significa señor o dueño.

Su concepto. Según Conklin, en *L'hérédité et le milieu* (*La herencia y el medio*), es «la organización germinal particular transmitida de padres a hijos. Es la suma de todas las cualidades determinadas o causadas por esta organización germinal. El desenvolvimiento es la diferenciación progresiva y coordenada de esta organización germinal en el adulto».

La herencia puede ser tanto morfológica —en cuanto se refiere a forma, estructura, tamaño, etc., de los miembros del cuerpo— o psicológica —como instintos, hábitos, aptitudes y disposiciones—.

Como teorías sobre la herencia son interesantes la de Weissmann, que supone que el organismo está compuesto de dos clases de células somáticas y funcionales germinativas, siendo estas últimas las únicas capaces de transmitir los caracteres específicos, y la de Darwin, cuya teoría pangenética se basa en que la herencia nace del concurso de elementos ultracósmicos, procedentes de todo el organismo, que son portadores de sus propiedades.

EL SEXO

Su etimología. Se deriva de la voz latina *sexus-us*, que significa, según Plauto, «el sexo o distinción del macho y la hembra».

Su concepto. Según el psicoanálisis de Freud, la tendencia más profunda y más marcada es el instinto sexual: «En la primera infancia se encuentran ya los componentes biológicos individuales, las diversas tendencias infantiles de cuya continuación ha de nacer el instinto sexual». Ahora bien; esas tendencias imprimen a la vida del individuo una orientación decisiva para el porvenir, de gran influencia en su vida moral, derivada de su instinto básico. En cuanto a la mujer, «predominan en ella los intereses éticos y estéticos y la vida afectiva. En la educación la mujer suele ser receptiva y pasiva, y el hombre, activo y crítico». El sexo marca tanto diferencias psicológicas como fisiológicas. Es indudable la existencia de una influencia ejercida sobre los procesos exteriores de la vida psíquica por la especificación sexual.

Sus derivaciones. Las derivaciones a que el sexo puede dar lugar revisten dos caracteres: normales y anormales. Normalmente, el sexo, al derivar, marca la especificación de profesiones y categorías sociales del hombre y de la mujer. Anormalmente, marca las posibles degeneraciones fisiológicas a que puede dar lugar. En primer término, el sexo establece como diferencia indiscutible el campo de acción reservado a cada sexo dentro de cada profesión. En ésta o en un oficio existe un campo de acción reservado al hombre, otro a la mujer y uno común de actuación, sin perjuicio de que cada uno pueda penetrar, si es preciso, en el campo del otro. Anormalmente, el sexo deriva hacia la confusión, la indefinición, dando lugar a complejos como el del narcisismo, homosexualismo, etc.

EL INSTINTO

Su etimología. Se deriva del latín *instinctusus*, que, según Cicerón, significa «instinto, impulso, instigación».

Su concepto. Representa la dirección corporal más definida que lleva al cumplimiento de los deberes de la especie, sin reparar en sus consecuencias. Es, por tanto, lo que más acerca a la animalidad al hombre, y debe acompañar en nuestro estudio al sexo, puesto que aunque guarda grandes relaciones con él no debe confundirse, ya que el instinto es la dirección, el impulso que lleva a cometer el acto sexual, y que puede ser refrenado por la educación, en tanto que el sexo es algo indiferente al individuo y de lo que no puede privarse, a no ser en los casos de esterilización.

Lo incluimos como concepto preliminar, aunque en muchas ocasiones debe tomarse como un enemigo de la eugenesia, y por ende de las garantías sociales. Ahora bien; sometiéndolo al debido tratamiento y educación, desaparece su carácter peligroso mediante la aplicación de las energías en el trabajo manual e intelectual. Marañón, en su última obra, *Amor, conveniencia y eugenesia,* incluye un capítulo bajo el epígrafe «Antieugenesia del instinto»: «Ante el conflicto —los hijos sanos con detrimento del cónyuge ideal, o la satisfacción absoluta del instinto a costa de la prole—, el hombre no vacila jamás; opta siempre por la segunda solución».

Pero puede disculparse la irreflexión en una aventura; no así es inexcusable cuando el problema que se plantea es el del matrimonio. Así, añade: «El hombre que realmente sienta la conciencia de su sexo tiene que acostumbrarse a pensar en el trance de crear su familia; antes que en el propio goce, en el de los hijos futuros».

El falso sistema de que el instinto esté por encima de la voluntad, signo de bestialidad en el hombre, que desconoce la responsabilidad que el «libre albedrío» ha echado sobre su existencia, ha contribuido a la ejecución más inconsciente, y hasta en algunos casos de buena fe, de los más terribles crímenes.

No olvidemos, pues, que el instinto es por su naturaleza un enemigo; pero puede ser un aliado. Y si tenemos que reconocernos vencidos ante su fuerza avasalladora, no olvidemos tampoco aquellas palabras duras, pero llenas de verdad, que incluye Keyserling en su última obra: «Para solamente desahogar el instinto no hace falta casarse. El que únicamente se casa por eso peca contra su carácter de hombre».

Su etimología. Se deriva del griego τάραγμος, compuesto de τάρα y αγμα, que significa «molestia, agitación, dolor»...

Su concepto. Es una carga hereditaria que lesiona los derechos a la vida normal del individuo, sin que éste haya tenido parte en su adquisición, o es, en último grado, la llamada tara voluntaria o adquirida por el individuo una vez capacitado de raciocinio y adiestrado por la experiencia, pero llevado de un entusiasmo irreflexivo y momentáneo. Se divide en tara fisiológica, que comprende un estado de degeneración que pesa sobre el individuo como una presión que le imposibilita de alcanzar la normalidad —la sífilis, la tuberculosis—, y tara psicológica, que comprende otro estado de degeneración espiritual, generalmente congénita, aunque también puede ser adquirida. Comprende las malas inclinaciones, las tendencias a la locura y al crimen.

La bisexualidad inicial. El genial doctor Marañón dice en su admirable libro *Tres ensayos sobre la vida sexual*: «Hoy, en efecto, sabemos que nadie es hombre en absoluto ni mujer en absoluto. El sexo definitivo no existe. Es siempre una mixtura de caracteres somáticos y funcionales de los dos sexos, si bien con enorme predominio —en casos normales— de uno sobre el otro. Así, el otro sexo, al adueñarse uno de ellos del organismo, vive una existencia atrofiada, inutilizada para su realización al exterior». Una metáfora muy conocida entre los sabios biólogos conocedores del organismo humano es la de comparar el cuerpo desde el punto de vista sexual con un país en que el ejército poderoso somete al pueblo débil, imponiéndole su ley, sus costumbres, y haciendo que éste viva una existencia sin personalidad.

Su desarrollo. La bisexualidad se desarrolla, según la doctrina freudiana, con alternativas en la lucha durante la primera infancia, llegando a su cúspide en el intermedio comprendido entre los diez y dieciocho años, según tipo y complexiones, en que, con la aparición de la llamada pubertad, se especifica el vencimiento o la victoria del sexo normal. La bisexualidad es, por tanto, un complejo tanto fisiológico como psicológico, que depende tanto de la conformación física del individuo como de la educación, trabajo, juegos que éste prefiera o que se pongan a su alcance. Por este motivo se presta tanta importancia en la medicina al trabajo y al deporte en relación con el sexo. El mismo doctor Marañón saca esta admirable consecuencia: «Cuando la humanidad haya conseguido la fórmula perfecta de relación entre los tres, el hombre, liberado del dolor de tantos siglos de sufrimiento, podrá volverse al Dios que maldijo a nuestros primeros padres para decirle, como un nuevo Luzbel respetuoso: "Señor, mi mujer es fecunda sin dolor, y yo gano el pan sin el sudor de mi frente; pero mi trabajo ya no es mi castigo, sino mi mayor alegría"».

La diferenciación sexual. Para marcar esta diferenciación es preciso dividir la vida infantil en el aspecto sexual en varias etapas, desde el nacimiento hasta su pleno desarrollo. El niño, al nacer, según las teorías sexuales modernas, conserva muchos rasgos de su primitiva bisexualidad. Durante toda la niñez se puede ir observando el trabajo de lenta imposición del sexo elegido sobre el derrotado. Se sigue en las primeras aficiones; en las tendencias, ya normales, ya corregidas; en los impulsos inconscientes; en todo aquello, en fin, que puede marcar la diferenciación existente entre los dos sexos. La batalla es la de la pubertad, en la que se alcanza el vencimiento absoluto de un sexo. La juventud transcurre en esta lucha casi sin convencimiento del propio organismo. Y es en la madurez cuando ya no hay dudas, pues la definición sexual alcanza todo su apogeo. Grandes psicólogos y médicos modernos afirman respecto a esto que «en esta época, un rasgo, unos dientes, unos ojos, una barbilla a través de un antifaz nos denuncian el sexo. Y aun no sólo eso: una mano que saluda desde lejos, el ritmo de unos pasos, la voz y la risa, todo, en suma, porque cada detalle de la anatomía y de la fisiología de su sexo está debidamente impregnado».

Su desarrollo. El desarrollo, pues, se marca en ciclo evolutivo hasta la madurez y luego no sigue la forma regresiva de completar el ciclo con el descenso progresivo, sino que permanece inalterable dentro de la debilitación creciente del organismo. Este cambia y se modifica en la primera edad hasta llegar a su apogeo; pero no desciende después, pues la misma diferenciación sexual advertida en la madurez se percibe en la ancianidad, aunque el instinto se debilite en el hombre y desaparezca en la mujer. El desarrollo sexual es, por tanto, casi la única excepción a la norma vulgar del ciclo.

Palabra compuesta de *homo-nis*, cuyo significado es hombre, y de *sexus-us*[1], al que ya nos hemos referido, es una de las degeneraciones que sufre la sexualidad en su avance a través de las edades y características de cada individuo.

Su concepto. Es una desvirtuación del instinto, que puede tener su origen indistintamente en el sexo femenino o masculino. Sobre el origen de la homosexualidad corre desde tiempos primitivos una bella leyenda en la que se pretende velar con las formas de la espiritualidad griega la cruda realidad de los hechos. Se dijo que Júpiter había creado tres clases de seres: la del varón, la de la hembra y la del andrógino o indefinido. Ahora bien; a éstos les dotó de dos caras, dos cuerpos, etc., indistintamente. Ellos se ensoberbecieron con su potencia hasta el punto de que el dios que los había creado decidió castigarlos y dejó caer su rayo vengador, dividiendo a cada uno en dos mitades. Así divididos, su fuerza decreció en

[1] En realidad, «homosexualidad» viene del griego antiguo ὁμός, que significa «igual», y del latín *sexus*, «sexo» (N. de la E.).

grado sumo y su potencia no volvió a inquietar a la irascible divinidad; pero andando por el mundo unos buscan su mitad masculina y otros su mitad femenina, y son sólo los andróginos los que se unen normalmente, buscando el hombre a la mujer y ésta a aquél, respectivamente. La homosexualidad tiene su origen en deformaciones fisiológicas, originadas por taras sexuales de los procreadores —que es el caso máximo—, por mala derivación del instinto, originado por la educación y las compañías, dirigiendo la intención, aunque no el cuerpo, hacia las tendencias anormales, o por triunfo de uno u otro sexo en el momento de la pubertad, moldeando cuerpo y espíritu a la nueva dirección tomada por el instinto.

Su desarrollo. La homosexualidad se desarrolla especialmente, por lo que se refiere a su segundo punto de origen, en los grandes conglomerados de individuos de idéntico sexo. Por eso mismo son tan inconvenientes los seminarios, los internados, los cuarteles y otros puntos semejantes, como los conventos o las escuelas normales, sin hablar ya de las cárceles, en las que la constante comunidad de individuos dominados por ideas fijas les lleva a muchas transformaciones de su instinto, sin importar la edad en que estas transformaciones puedan llevarse a efecto. Por lo que respecta a su primer origen, tiene mayor desarrollo en aquellas uniones de seres tarados de organismo y voluntad débiles, cualidades ambas que transmiten a sus hijos, convirtiéndolos en verdaderos aspectos repugnantes de la vida social. La educación dada a niños y niñas durante la infancia; la vida siempre comprimida, como flor de estufa; la compañía de personas de un mismo sexo, todo ello contribuye en grado sumo a degenerar el instinto por torcidos derroteros, en parte debido también al temor materno de esbozar ante sus hijos abierta, franca, delicadamente el problema sexual, que con su desconocimiento da lugar a muchas perversiones materiales y espirituales. Por otra parte, la homosexualidad representa por sí sola un atentado a una de las garantías de la vida del hombre: la garantía sexual que le capacita para ejercer las funciones de su sexo libremente, sin obstáculo ni desviación alguna, toda vez que la compañía y el trato de homosexuales conducen a similares degeneraciones, si no tan intensas, lo suficientemente importantes para aumentar el número de los sometidos a esa degeneración. Ahora bien; como toda garantía ha de tener, por tanto, un derecho subsiguiente, éste ha de partir de la sociedad formada por todos, con el fin de procurar aislar a los homosexuales en todo aquello que se refiera a la vida pública de los mismos, aunque sin evitarles por ello, hasta que pueda llegarse a un aislamiento total, el que puedan ganarse su sustento dignamente, aunque siempre debidamente salvaguardados los derechos sexuales de sus compañeros. Algunos médicos que pretenden identificar la medicina con la psicología han llegado a afirmar que el 90 por 100 de esos suicidios que el repórter encasilla con la consabida frase: «Se ignoran los móviles de tan fatal determinación», son siempre debidos a las obscuras tragedias del instinto sexual desviado.

Hay que contribuir, sin embargo, a que, al igual que la máxima desgraciadamente incomprendida que se graba en las puertas de las prisiones: «Odia al delito y compadece al delincuente», nosotros inculquemos en la mente de todos otra que bien pudiera hacerse común a los dos aspectos: «Odia al vicio, pero compadece a sus víctimas».

No tenemos derecho más que a procurar evitar, por nosotros y por nuestros hijos, la propagación de estos males. Pero no debemos juzgar como delitos los que otros cometen. Hoy es sólo el Código fascista —como engendro dictatorial y por ende cruento— el que reconoce el trágico delito de homosexualidad. Ha sido el nuevo Código de la Rusia soviética el que, según las manifestaciones que hizo Pasche Oserskic en el II Congreso Internacional de Sexología y Reforma Sexual, celebrado en Copenhague en julio de 1928, el primero que ha apartado de sí esta figura de delito y la penalidad consiguiente.

EL NARCISISMO

Su etimología. Se deriva de Narcissus (Νάρχισσος), el famoso griego que figura en la mitología por haber sido tan gran admirador de su belleza que se vio convertido en la flor que lleva su nombre, con el fin de que tuviera siempre ante sí el espejo del agua.

Su concepto. Aplicando la etimología a la realidad sexual tenemos una definición somera de lo que el narcisismo representa. Es la admiración prestada a la propia personalidad, llevada más o menos hacia la aberración. Desde luego, el narcisismo no es casi siempre sino el primer paso a aquella homosexualidad que tiene origen en la convivencia. El narcisismo es peligroso cuando está plenamente desarrollado; pero puede y debe ser corregido en sus primeros tiempos, cuando se limita al excesivo cuidado personal, ya en el hambre, ya en la mujer, que, aunque impulsado en un principio por el genérico deseo de agradar a otro individuo del sexo contrario, tolera la admiración de otro del mismo sexo. Es un agente peligroso en la vida del individuo, caracterizándose por el refinamiento en el hombre y la «coquetería» en la mujer, de tan perniciosos resultados cuando se piensa en las posibles degeneraciones a que da lugar. El narcisismo se desarrolla exclusivamente en el ambiente erótico de las grandes ciudades; no existe en el campo, a no ser en los casos aislados derivados del contagio. Es un desarrollo que obedece siempre al convencimiento de la belleza individual, y que arrastra insensiblemente a las tendencias a mejorarla aún más, sin finalidad indefinida, en primer término, y que, concretándose después, representa la iniciación en la homosexualidad, y, por tanto, en el peligro de abyección social, especialmente cuando no se deriva éste de la ley de herencia, sino que se adquiere por mala orientación del instinto.

Marañón dice que «el hombre anormal, en sus distintas gradaciones, obedece a la misma ley ciega del instinto que el hombre más perfecto, y que, en suma, la biología actual confirma rotundamente que cada mortal ama en esta vida, no lo que quiere, sino lo que puede». En cuanto a su concepción como atentado, aunque menor que el de la homosexualidad, hemos de considerarlo como principio de ésta, aunque con más posibilidad de poder dar por generación lógica el derecho en contra, que, sin las rigurosidades del que atacaría la homosexualidad, establecería, no obstante, una regulación precisa para evitar con el contagio la desgracia de cada individuo y de la sociedad. En resumen, y como con el narcisismo terminamos la serie de las degeneraciones sexuales, hemos de afirmar que el único medio de evitarlas es, en primer término, el de prohibir el matrimonio o la unión sexual a todos aquellos que estuviesen tarados y que pudiesen dar lugar a seres anormales, y el de una educación sana a los padres, para que éstos no temiesen nunca el abordar ante sus hijos el problema sexual como algo lógico, consecuencia de la naturaleza, exponiéndolo con toda la delicadeza y la ternura, pero como algo preciso, evitando así todas las posibles degeneraciones que conducen a su propia desgracia y de toda la sociedad.

LA EUGENESIA

Su etimología. Se deriva del griego ευγενια-ας, significa así como ευγενυς, nobleza de origen.

Su concepto. Es un nexo entre el medio, la herencia y la educación. Galton la define en sus *Inquiries into Human Faculty* (*Investigaciones en la facultad humana*) como «la ciencia de la mejora de la raza, que no se limita de ningún modo a aquellas cuestiones que la prudencia plantea a las futuras parejas, sino que, tratándose del hombre, se ocupa de todas las influencias susceptibles de proporcionar a las razas mejor dotadas el mayor número de probabilidades para prevalecer sobre las razas inferiores. La eugenesia representa, por tanto, la tendencia social a la creación de un nuevo tipo de hombre con aptitudes absolutas y generales».

El eugenismo. Es una doctrina biológica cuya paternidad se debe a Galton, por cuya razón se le llama también galtonismo. Galton fue un médico, corazón magnánimo y altruista, que dejó una cuantiosa fortuna para el fomento del bien social. Pero no era economista, como Malthus, a quien a continuación nos referimos, sino médico y biólogo. Lo que a Galton le preocupó no fue la miseria económica, sino la miseria fisiológica. Buscaba el progreso de la especie por las leyes de la selección orgánica. Los pacientes estudios de Galton y sus investigaciones más logradas le llevaron a esta conclusión: «La degeneración de la raza humana es un hecho evidente que no cabe atenuar y al cual es preciso poner remedio si no queremos, por incuria y dejadez, que nuestros hijos sean ya irredimibles, llegados al límite de su máxima depauperación física y mental. La obra que la naturaleza realiza a ciegas y despiadadamente debe hacerla el hombre con precaución, rapidez y piedad».

Los principios de Galton, basados en la tesis de que una selección consciente producirá hombres mejores, fueron rápidamente difundidos, y a partir de la Gran Guerra han crecido extraordinariamente, habiéndose celebrado varios congresos eugénicos, existiendo un comité internacional y habiendo llegado a sostener como único ideal el de una generación consciente.

Eugenismo y maltusianismo. Aunque debiera incluir el concepto «maltusianismo» posteriormente, al hablar de la fecundidad y sus leyes reguladoras, no puedo menos de hacer referencia a él en este lugar, porque las enormes relaciones que guarda con el eugenismo, y que podréis apreciar en el cuadro con que termina este capítulo, hacen necesaria una comparación constante entre las ideologías y los individuos que fundaron o dieron forma plástica a ambas tendencias.

No creo que la eugenesia vaya, como dice Nogueras en su última obra, *Moral, eugenesia y derecho*, en contra del maltusianismo y le combata. No creo tampoco que el maltusianismo esté desacreditado. Lo prueba su éxito en Inglaterra, Bélgica, Holanda, Dinamarca, Rusia, Alemania, Suecia, Noruega, las pequeñas naciones de la Entente, hasta en Yugoeslavia y en Francia. En esta última se incluía recientemente en *Les Nouvelles Littéraires* un artículo interesantísimo sobre estos problemas en la prensa, y se recordaba que el tratarlos en la pudibunda Francia antes de la guerra hubiera representado un crimen o una inmoralidad, cuando hoy día el pueblo francés es uno de los más convencidos de la necesidad de estas medidas y tal vez el más ferviente partidario del amor libre con todas sus consecuencias

—Rusia pequeña, cubierta aún con la capa de los antiguos prejuicios—.

En cuanto a Checoeslovaquia, *madame* Plaminkova decía al llegar recientemente a España que en su país se concedían subsidios por el Estado hasta el cuarto hijo. A partir de éste, el Gobierno no se ocupaba ya de los niños que nacieran, encargándose de ellos en absoluto la familia. Y eso que Checoeslovaquia es una de las naciones más rígidas en cuestiones eugénicas.

Sólo España e Italia se mantienen firmes en cuanto a conservar los principios de austeridad moral y cristiana, que no es ciertamente muy ascética.

Y no hablemos ya de las dos o de las tres Américas, especialmente la del Norte. En ellas el maltusianismo es tal vez tanto o más apreciado que el eugenismo, precisamente porque allí no se trata de un país de proletarios, sino de capitalistas conscientes, aunque la consciencia obedezca a un innato instinto de avaricia.

¿Qué representan, pues, dos naciones en el inmenso conglomerado del mundo? Un átomo, menos aún que una molécula.

En lo único en que la teoría de Malthus no es apreciable para la clase obrera es en suponer que, debido al crecimiento de los proletarios, el capitalismo se ve constantemente amenazado. Debido a este crecimiento, quien se ve amenazado es el propio proletario. El maltusianismo es y será un resultado de la injusticia social que supone la división en clases y la explotación de unas por otras. En el momento en que esta división se borrara de la faz de la tierra y en que la explotación desapareciera, surgiría como única consecuencia el eugenismo para la generación de hijos sanos, auxiliado por el maltusianismo, aplicado en muchos de los casos, no ya a los propios proletarios, sino a los ex capitalistas y ex burgueses, toda vez que los primeros —obreros— suelen dar un mayor contingente de sanidad y de pureza de sangre.

EL MALTUSIANISMO

Es una doctrina económica, cuya paternidad se debe a Malthus. Este fue, ante todo, un gran economista. Nitti declara que «nadie anterior a Malthus estudió tan científicamente el problema de la población». Malthus formuló sus principios en su libro *Essay on the Principle of Population* (*Ensayo sobre el principio de la población*) que vio la luz en 1798. Su tesis se puede resumir diciendo que el crecimiento de la población humana iba en progresión geométrica, esto es: 1-2-4-6-8, en tanto que el avance de las subsistencias marchaba en progresión aritmética: 1-2-3-4, y que la población encuentra obstáculos de dos clases, positivos y negativos, por lo que la solución práctica que se alcanza y propone es que se eviten los primeros y se adopten los segundos, esto es, que se limite todo lo posible la natalidad, por el sistema de concertar los matrimonios lo más tarde posible. Varios pensamientos suyos son notables. Algunos de ellos, duros y cortantes, le valieron la celebridad por su mayor difusión: «El que carece de recursos para mantener hijos no debe casarse, y si es casado, debe dejar el tálamo y ver en la mujer una hermana». «Nadie tiene derecho a la existencia si no tiene puesto su cubierto en el banquete de la vida». «Es un crimen tener hijos, si al propio tiempo no se les puede alimentar».

Estas son las doctrinas que se comprenden bajo el nombre genérico de maltusismo. Las de sus discípulos James Mill, Stuart Mill y otros se conocen por maltusianismo.

Se inicia el movimiento en Mánchester, se extiende a Norteamérica, y gran número de intelectuales de todos los países van sumándose a la cruzada, paralelamente a la persecución cada vez más intensa de las autoridades. Hoy día el maltusianismo no se limita sólo a la propaganda hablada o escrita, sino que crea clínicas donde se enseñan los métodos anticoncepcionistas, iniciándolas Holanda en 1878, y siendo la última una fundada recientemente en el propio Londres con los mismos fines.

Tal es, a grandes rasgos, el progreso de la génesis y desenvolvimiento del maltusianismo, que crece a partir de la Gran Guerra y que actualmente figura representado por una federación internacional y cuenta con varias revistas y otros órganos de difusión.

Relaciones entre el eugenismo y el maltusianismo. Para evitar equívocos sobre ambas teorías, para demostrar la estrecha relación que guardan, incluimos en este folleto un cuadro que sobre estas relaciones publicó el inteligente profesor D. Luis Huerta en la revista *Estudios*.

Es el siguiente:

Escuelas	Fundadores	Campos de investigación	Problemas de estudio	Objeto	Medios	Fines	IDEAL COMÚN
Maltusiana, o maltusianismo	Malthus 1766 1834	Economía	Movimiento de población	Procreación ordenada	«Birnh Control»	Riqueza	Generación consciente
Galtoniana, o eugenismo	Galton 1822 1911	Biología	Hechos de herencia	Mejora de raza	Selección artificial	Salud	

EL MATRIMONIO

Su etimología. Hay dos direcciones sobre su etimología. Unos, con Justiniano y Séneca, lo derivan de *mater-ris* (madre), en tanto que otros, con Varron, Plinio, Suetonio y Tertuliano, ven su origen en *matrix-cis* (la matriz de la mujer).

Su concepto. Según los canonistas, es una «unión legítima e indisoluble de varón y hembra que tiene por objeto la procreación de los hijos». Se ha discutido mucho sobre la finalidad del matrimonio, pues mientras unos la hacen suponer como exclusivamente materialista, otros, por el contrario, ven en él espiritualismo y características jurídicas. De ahí la adición hecha posteriormente, que fue: «y el mutuo auxilio de ambos cónyuges». Por otra parte, la finalidad ha variado mucho, según las épocas y características de cada una, pues así en Roma reviste fórmulas basadas en una tendencia materialista y ajurídica, tanto en la *confarreatio* como en la *coemptio* o en la *usucapio*. Es interesante la primera, porque es la que con ligeras variantes, adaptadas al cambio de moralidad, ha subsistido. Así, por ejemplo, la presencia del pontífice revestido del *flamen Dialis*, la de los testigos y familiares de los novios, se ha conservado íntegra. Con el mismo espíritu, aunque reformada en cuanto a forma, subsisten las otras características, como la de la posición de los cónyuges, pues mientras en nuestros ritos se hallan arrodillados, en los ritos romanos se hallan sentados sobre almohadones —vaga reminiscencia oriental, muy propia del carácter lleno de molicie de Roma—. Asimismo, el unirlos por el cuello con la piel de la res sacrificada se ha sustituido en la religión católica por la estola o yugo que en forma de paño blanco se echa sobre los hombros de los contrayentes. Después de la iniciación cristiana, el rito canónico no ha variado, a pesar de las diversas naciones en que se desarrolla. Se le une, si acaso, más prolijidad en los detalles, más lujo o más severidad; pero las ramas protestantes y católicas se basan sobre el mismo punto. Solamente la cismática griega conserva más lujo en sus ceremonias, lujo necesario para las basílicas orientales.

La comunidad de bienes y la cooperación mutua sólo se establecen en determinadas naciones, y siempre con restricciones para el poder enajenador de la mujer. La cooperación ha establecido siempre dos características diferenciales en cada sexo. Así, ha limitado el poder o capacidad de la mujer al cuidado del hogar y a la administración de los bienes conyugales, legando al marido la parte activa, de verdadero trabajo. En cambio, la cooperación moderna marca la necesidad del trabajo común y de la administración de ambos, sin diferenciación sexual alguna, marcando la verdadera solidaridad, siguiendo la cual no sólo trabaja uno para todos, sino que, estudiando el matrimonio como sociedad conyugal para el beneficio de los hijos, deben asimismo trabajar todos para uno.

Mi opinión. Juzgo que el matrimonio es la mayor barbarie en que ha podido incurrir la humanidad, tanto civil como canónicamente, pero especialmente en este último aspecto. Las personas que realmente se quieren no precisan de vínculo alguno para santificar su unión que el sacratísimo del amor, sometido a las restricciones eugénicas, y en los casos, desgraciadamente inevitables, de matrimonios de conveniencia, una simple notificación al Registro de que en tal día han acordado unirse Fulano y Zutana, es lo único que, caso de atenerse a la moral, debiera existir en todo país civilizado. Pero en nuestra moral pretendemos siempre reformar las cosas, alambicándolas más, con lo que sólo logramos degenerar su principio. Este principio es para mí tan absurdo como el del celibato impuesto a las castas sacerdotales. Desde el momento en que al matrimonio se le juzga como sacramento, no debe ser negado a nadie en absoluto. Textos históricos nos demuestran que san Pedro estuvo casado. La misma Biblia habla de su suegra. Posteriormente a él todos los apóstoles y papas tuvieron mujer e hijos, y analizando la historia del desenvolvimiento del derecho se ve que el celibato no era requisito preciso para el ejercicio del sacerdocio, imponiéndose después de varios concilios como mera opinión de los hombres, en todo momento falibles.

El certificado prematrimonial. Es una de las tendencias modernas que se marcan para la facilitación de la eugenesia matrimonial. Bien pocos años hace que se ha dado a conocer en Europa, y aun ha costado grandes luchas el imponerlo. De procedencia norteamericana, este certificado significa un paso de avance hacia el progreso y la mejora racial. Con él se pretende garantizar la sanidad del marido y de la mujer para la contracción de ese vínculo sexual, que da lógicamente lugar a las futuras generaciones. El certificado prematrimonial puede, sin embargo, dar lugar a muchas degeneraciones y falsedades. Sería preciso que existiese un cuerpo médico en forma de dispensario, del que se exigiese dicho certificado en los matrimonios civiles. Sería necesario colocar a su frente los médicos más incorruptibles y cuya pureza de conducta nos asegurase de su imparcialidad, y aun así habría, aunque menos, bastantes casos de degeneración, que debieran ser aislados inmediatamente. No obstante, como primer paso no es desde ningún punto de vista repudiable. Juzgo, por el contrario, que será un momento precursor en la vida de la humanidad que avanza hacia la eugenesia.

Richet, en *La sélection humaine*, propone que «en los reconocimientos de quintas, los jóvenes desechados para la vida del cuartel por enfermos, defectuosos o débiles, lo sean también para la paternidad. Porque es realmente doloroso que un muchacho desee casi tener alguna lacra que le impida ir al servicio militar, y que esa lacra, tal vez contagiosa y hereditaria, no sea el menor obstáculo para que se una a una mujer sana, la infecte y le haga concebir hijos degenerados y enfermos».

En otro lugar, en *El hombre estúpido*, desarrolla su tesis más ampliamente, diciendo que «se seleccionan los fuertes para morir en plena eficacia en el campo de batalla, y a los residuos de esa selección se les encarga perpetuar la especie».

Su concepto como garantía de la unión sexual. Como garantía de esta unión establece con su principio de obligatoriedad la seguridad de su imposibilidad de infracción. De no implantarla se proseguirán estas generaciones desgraciadas y enclenques, cargadas de taras, que se recluyen en hospitales como el de San Juan de Dios, o que andan pululando por el mundo, llevando a todos los gérmenes de su mal, con perjuicio propio y ajeno. No creo que haya persona sensata que pueda resistirse a la implantación de esta medida sanitaria, que evitará esos cuadros, desgraciadamente reales y palpitantes, como el de *Triste herencia*, del insigne Sorolla.

Enfermedades como obstáculos. Naturalmente, al hablar de este certificado prematrimonial es preciso observar el criterio a seguir en la selección de aquellas enfermedades que podrían ser obstáculo para la concesión del citado certificado. Un diagnóstico en la forma y selección de estas dolencias sería, por otra parte, muy extenso para incluirlo aquí. Por ello, sin embargo, sin entrar en disquisiciones, diferenciaciones, clases, dentro de cada una haremos una lista sucinta de las enfermedades que debieran juzgarse como obstáculos.

La tuberculosis. Este terrible mal, que lleva anualmente al sepulcro a más de cuarenta mil españoles, es producido por un pequeño bacilo —*Streptothrix*, o *Tuberculinum Kochii*, en honor del sabio bacteriólogo—, que se descubrió en 1882. Ataca este microbio a casi todos los órganos, y muy especialmente al intestino y al pulmón. Cuando el microbio no se localiza, sino que se extiende por la sangre, se origina una forma muy grave que consume en poco tiempo al individuo, y que se llama tuberculosis miliar, y vulgarmente tisis galopante. Los esputos de los tuberculosos contienen grandes cantidades de bacilos, los cuales flotan en el aire después de desecados, conservando durante mucho tiempo la virulencia, resistiendo en todo momento a la acción solar. Mucho se ha escrito sobre esta enfermedad, que constituye la lepra de los tiempos modernos, y, sin embargo, se está muy lejos de haber puesto los medios para combatir eficazmente esta plaga, y que se reducen a la lucha contra el polvo y el esputo, a inculcar el amor al sol y al aire puro, y el aislamiento de los tuberculosos, pues, más que las drogas, la higiene es lo esencial, tanto para la profilaxis como para la curación de la tuberculosis.

Debe incluirse con carácter principalísimo en la lista de las enfermedades que serán obstáculo para contraer el vínculo sexual, porque hasta ahora todas las tentativas hechas para lograr la cura del estado tuberculoso han sido casi inútiles, ya que la tuberculosis no sólo incluye la muerte inmediata, agravada por la unión sexual, sino que, según han dicho modernas lumbreras de la medicina, es perfectamente transmisible y hereditaria.

La sífilis. Es tal vez una plaga intensísima de la humanidad. Al hablar de ella incluimos, a su vez, la lepra, enfermedad de parecido origen, que ha sido un verdadero azote de la humanidad y que produce repugnantes pústulas, siendo originada por el bacilo de Hansen, análogo al de la tuberculosis por sus caracteres, y cuya profilaxis se reduce a la higiene, mediante la limpieza y el aislamiento. Esta sífilis, cuyos caracteres son bien conocidos, es perfectamente transmisible y hereditaria. Si aún cabe alguna duda respecto de la tuberculosis, no así respecto de estas enfermedades venéreas, las que aun en pequeño grado, y aparentemente curadas, son muy peligrosas por su reproducción con el transcurso de los años. La unión sexual de un sifilítico es perjudicial para la mujer, a la que destruye o inutiliza para la función sexual, en el mejor de los casos, o va carcomiendo lentamente, sin llegar a esta destrucción, funesta para los hijos, que ya en el momento de la concepción o en el del nacimiento van adquiriendo los gérmenes que se desarrollan en ellos como campo abonado.

El cáncer. Mucho se ha expuesto sobre esta peligrosa enfermedad, y, sin embargo, nada se ha resuelto en concreto sobre ella. Reputados médicos afirman que el cáncer está latente en todos, como el reuma, y que precisa un período cuando menos de veinte años para manifestarse; otros dicen que es producto de la sangre a modo de gangrena; otros, que se origina por un microbio hasta ahora desconocido. En realidad, el cáncer, científicamente estudiado, está como hasta el tiempo de Koch la tuberculosis: como una enfermedad incurable y desconocida. Exclusivamente incurable no lo es en los primeros grados de su desenvolvimiento, pues el rádium, descubierto por Curie, pone fácil y pronto remedio al desarrollo del mal; pero es un remedio que cuesta enorme cantidad de dinero y que es sólo útil para las clases pudientes. Por otra parte, como el cáncer no se manifiesta con dolores en los primeros períodos, sino que surgen éstos en los últimos, es muy difícil que se pueda acudir a tiempo, y en este caso la operación sólo contribuye al alargamiento de la vida del paciente por doce o catorce meses, pasados los cuales muere. El cáncer que ofrece más contingentes a la Parca es el de la matriz, en la mujer, siguiéndole el del pecho, y el del «fumador» en el hombre. Por esto mismo los médicos han sacado la consecuencia de que el microbio o la fuerza productora se ignora si se transmite o no; se hereda la propensión máxima a su desenvolvimiento, siendo muy propensa por otra parte la mujer a ser contagiada en la concepción o posteriormente, en cuyo caso para ella es mortal de necesidad. Por esto, debiera evitarse el que los atacados de cáncer, sin la debida curación, de ser en los primeros grados, contrajesen matrimonio, por ser uno de los gérmenes productores de esta terrible enfermedad y poder constituir un peligro para las generaciones posteriores.

La neurosis y su último grado la epilepsia. Estas enfermedades no deben ser consideradas como originadas por gérmenes patógenos; son en su mayoría productos de taras materiales, generalmente venéreas, y dan lugar a un desequilibrio tan intenso, que con su grado primario la neurosis forma el preludio de toda esa serie interminable de transformaciones que alcanza de las manías a la locura, a la parálisis general y la epilepsia, estas dos últimas de carácter avariósico. La epilepsia, con los ataques que tiene como síntoma general, es una de las enfermedades más contagiosas, y por ende más peligrosas. La mera neurosis es, por ende, una enfermedad, que, a no ser debida a causas espirituales, ajenas en absoluto a la podredumbre de la sangre, debe constituir un obstáculo para el matrimonio, no sólo por su enorme contagio, que frecuentemente da lugar a peores degeneraciones, sino asimismo por la posible transmisión moral, de la que en el capítulo de la esterilización hablaremos.

El alcoholismo. Estudiado como enfermedad, debe considerarse por todos los que analizamos el derecho natural como síntesis de garantías jurídicas de la existencia, porque el alcoholismo, vulgarmente juzgado como un vicio, no es más que una enfermedad, después de contraída material, y antes moral, de absoluto carácter hereditario, no ya por lo que se refiere a la voluntad de contraerla, sino por la podredumbre de la sangre a que da origen el alcohol. Por otra parte, por lo general, el alcoholismo va unido en su desenvolvimiento con otras enfermedades, generalmente venéreas, y aparte ya este concepto, generalmente da lugar a la tuberculosis, por adulterar la sangre y preparar el organismo para su iniciación morbosa. Pero aun alejadas ya estas posibles complicaciones que puede tener el alcoholismo, él solo como enfermedad conduce en su grado mínimo a una pérdida absoluta de la voluntad, la que en sus primeros estados, debido a la creciente excitación originada por la ingestión del alcohol, se desarrolla tanto que cae en inmediata postración. Por otra parte, cuando llega a constituir un estado preciso para el individuo, da lugar a las manías, a las locuras, casi siempre furiosas, al *delirium tremens*, en que suelen hallar su fin rápido muchos de los alcohólicos.

Por este motivo debe evitarse su unión sexual, en primer término, por la transmisión fisiológica de la podredumbre de la sangre, y en segundo lugar, por la transmisión psicológica de la locura en que son engendrados.

Los hijos de alcohólicos son los que, después de sus padres, proporcionan mayor contingente a presidios, manicomios y hospitales, llenando a la humanidad de lacras y dolores infinitos que conducen a la degeneración racial. Por otra parte, la excitación perenne de su instinto les conduce a mayores necesidades sexuales, y desgraciadamente son los alcohólicos los que más hijos engendran, transmitiéndoles las dolorosas taras, y asimismo perjudicando a la humanidad con el contacto material y el intensísimo de la vida donada a los nuevos seres.

El alcoholismo, que, de acuerdo con el esquema de Kraeplin, comprende ocho estados (embriaguez, embriaguez furiosa, alcoholismo crónico, delirio de celos alcohólico, *delirium tremens*, alucinosis alcohólica, enfermedad de Korsakov, epilepsia alcohólica), en siete de estos periodos, a excepción, por tanto, del primero, que degenera inmediatamente en los siguientes, se equipara ante el derecho, la psiquiatría y la medicina con la locura para las dos primeras y el envenenamiento sanguíneo y celular para las segundas.

¿Dudaremos del hecho de que los hijos engendrados en este estado de exaltación morbosa no adquieran, al recibir el primer soplo vital, todo el terrible estigma de degeneración que habrá de pesar sobre ellos de por vida?

LA FECUNDIDAD

Su etimología. Se deriva de *fecundus-a-um*, según Cicerón, «fecundo, fértil, que da fruto», y que, según Justiniano, es asimismo sinónimo de trabajo útil.

Su concepto. Se entiende hasta ahora por fecundidad el acto de que la mujer sea fecundada, esto es, de que dé lugar en sus entrañas a la vida de un nuevo ser. Este acto de fecundación exige, por tanto, una fertilización del campo sin cultivar de la mujer. El concepto moral es mucho más elevado e importante que el material. El dar vida a un ser no representa simplemente la concepción, sino esa nueva creación para la humanidad. Precisamente de esa misma materialización que se ha prestado a este acto tan solemne de la creación deriva su depreciación ante la conciencia del individuo, y asimismo la degeneración que sufren los frutos producto de tamaña degeneración. Si la creación de una obra literaria, artística o científica se reputa como una producción espiritual, con más motivo debe reputarse así la creación de un nuevo ser que lleva en su espíritu el germen de las nuevas concepciones del futuro y de otras tantas creaciones nuevas.

El concepto moralizador de la fecundidad debe unirse a una compenetración de los procreadores para la alta misión que han de desempeñar, con el fin de conocer el sublime misterio que osa abrir ante ellos sus velos, aun sin dejarles investigar en su origen.

Leyes reguladoras o protectoras de la fecundidad. En los dos sentidos se han dictado estas leyes, aunque siempre predominando las últimas, acaso por la influencia en contrario de la opinión. En la misma Roma, a la *Lex Iunia de Maritandis Ordinibus*, limitando y restringiendo los matrimonios, siguieron (las *Leges Iulia et Papia Poppaea*, estimulando los matrimonios y fomentando la procreación. En los países de tendencia conservadora y unitaria se ha seguido y se sigue aún modernamente idéntica táctica. Italia ha dado leyes intensísimas en este sentido. España tiene la misma intención. Inglaterra, Alemania, aunque en parte despobladas, no se preocupan, sin embargo, con interés de este problema, porque saben que el aumento de población agravaría su porvenir, siempre inseguro. Se ha dicho que las naciones prósperas son aquellas que tienen más habitantes. Se cita el caso de Bélgica, tan reducida y que tiene unos doscientos habitantes por kilómetro cuadrado, cuando las demás naciones apenas si llegan a cincuenta. Pero el terreno de Bélgica, escasísimo, y el exceso tremendo de brazos y fuentes de producción obligan a una emigración forzosa que perjudica a los propios habitantes de las naciones que reciben esa plaga inmigratoria, porque conduce casi siempre a la privación de trabajo para sus mismos habitantes. El caso de Bélgica es muy dudoso si se tiene en cuenta esta enorme corriente de emigración, que es el resultado del exceso de procreación. En un país enérgico como Rusia, las leyes limitando la procreación son admirables. Sólo se consiente la vida al sano, y de éstos, el Estado es quien se encarga de su educación, cuidado, instrucción, colocación, etc.; en fin, de todo cuanto contribuya a hacerle hombre de provecho. Por esto mismo, Rusia, con su enorme extensión, ha resuelto y está resolviendo sin graves agobios la tremenda situación en que la dejó la Gran

Guerra, colocando en manos aún inseguras el porvenir de aquel gigantesco imperio.

Precisamente con medidas similares podríamos llegar a una mejora de la humanidad, teniendo plena capacidad para proporcionar a los supervivientes todos los medios que garanticen su trabajo y su subsistencia.

Una ley aterradora. Esta ley aterradora a que me refiero en el epígrafe, y que es una prueba palpable de cómo la naturaleza misma se encarga de hacer una labor de esterilización y de limpieza que nos debiera estar encomendada, es la de la mortalidad infantil. Precisamente, si aún el tanto por ciento de los niños muertos en Madrid y, en general, en toda España es un espectáculo horrible, si se compara con la lista de nacimientos, debiera ser aún mucho mayor, para que pudiera la humanidad llegar a un verdadero fin; mejor aún, debiera evitarse que tantos y tantos nacimientos tuvieran efecto. Si la propia naturaleza no lleva a cabo muchísimas más defunciones de las que ya ejecuta, es, casi siempre, porque lucha con niños parapetados por sus padres tras una fortísima muralla de drogas y de higiene, las que contribuyen a alejar de su lado la muerte, que, al fin, deja caer sobre ellos su garra vengativa.

Es horrible, mucho más horrible que la proporción de muertos, la enorme proporción de niños que se salvan, que viven entre nosotros como anormales, como degenerados, y para los cuales se da un caso de tremendo sarcasmo si se compara con la justa y apremiante necesidad de los sanos. Parece que toda la humanidad, y especialmente España, se preocupa con todo interés del cuidado de los anormales: los cría como flores de estufa, crea magníficos hospitales y sanatorios para ellos, los rodea de todos los cuidados, a esos niños que por el mero hecho de ser anormales, enfermos, que no debieran estar con nosotros, merecen todas nuestras atenciones, todos nuestros dispendios, y, lo que es peor, para hacerles pasar una infancia llena de comodidades y más tarde lanzarlos más rudamente a la lucha por la existencia. Y mientras se emplean miles y miles de duros en construcción de hospitales, sanatorios, centros de reforma, los niños sanos, los útiles a la sociedad, siguen clamando por algo bien sencillo y no tan costoso: por escuelas, que es lo único que precisan, cultura y preocupación por parte del Estado de su situación, porque en ellos está la base generadora del mañana, porque de ellos habrá de salir en el porvenir la futura población de España.

Es, realmente, injusto este hecho. Si a la naturaleza se le dejara consumar su labor nos evitaríamos ese tristísimo espectáculo; si la reforma de la unión sexual se implantase convenientemente, evitaríamos a la vez el que todos estos seres vieran la luz del mundo que han de abandonar como exhalaciones, y solos los sanos, todos concentraríamos en ellos nuestra atención y les procuraríamos todos los medios a nuestro alcance para ponerlos en condiciones de luchar, de hallar en nosotros campo de actuación y capacitarlos para el trabajo y para la cultura, debidamente, sin las aglomeraciones, los ahogos y las angustias de ahora, en que un ochenta por ciento de los niños existentes debieran volver a las dulzuras del Empíreo, no sólo para mejora suya, sino para la de todos, para la de la humanidad, que, libre de tan espantosa carga, podría reorganizarse sin verse obligada a tambalearse, como la tantas veces citada Bélgica, por el peso de su población y la escasez de su producción.

La concepción de la fecundidad como atentado a la garantía no sólo sexual, sino social. Por esto mismo, aunque generalmente se considera la fecundidad como una garantía de la mejora de la raza, es absolutamente seguro que la fecundidad sin la debida restricción no conduce más que a la degeneración, y, por tanto, es un atentado, en primer término, a la garantía sexual, porque deja de cumplir el sacrosanto don para que fue creada, y en segundo lugar, a la garantía social, porque perjudica a la humanidad, y por ende, al causar daño no hacía más que realizar un acto delictivo y asimismo punible. Debe desterrarse, por tanto, el concepto de que la fecundidad no puede considerarse más que como una garantía para el beneficio social. Es un atentado, y, por tanto, con este nuevo carácter debe ser evitada, a no ser en los casos de absoluta sanidad material y espiritual, debidamente especificados. La fecundidad no es un bien; es un perjuicio, cuando menos en la situación actual, en que el porvenir de las naciones se malogra por este exceso de procreación inútil y perjudicial por su degeneración. La fecundidad es un lujo que sólo se pueden permitir los Estados libres y sanos. Cuando tengamos garantizadas ambas cosas podremos considerarla como útil; en tanto, será siempre un perjuicio.

La eugenesia y la longevidad. El problema de la longevidad, que tanto ha preocupado y en todas las épocas a la humanidad, está resuelto asimismo por la propia eugenesia. Se sabe que los seres unicelulares son inmortales, pues no conocen la muerte natural. Si marcamos una tendencia hacia la unicelularidad, llegaremos, ya que no a la inmortalidad, hasta ahora no adquirida por la imposibilidad de reducir un policelular a un unicelular, a una longevidad cada vez mayor. Hay a la vez otro dato demostrativo que anotar. La longevidad va frecuentemente unida a las cualidades superiores, como inteligencia, salud, etc. En el problema de la longevidad hay que ver dos únicos aspectos: ambiente y herencia. Se puede heredar de un individuo eugénicamente constituido y de una unión basada sobre idéntico principio la longevidad. Pero esta buena cualidad puede alterarse si no la rodeamos de un ambiente adecuado.

Criemos y eduquemos eugénicamente a nuestro «tipo», y la eugenesia, que refrena y da expansión al instinto y al espíritu, alternativamente, no agotará al individuo y le rodeará, por el contrario, de un medio o una atmósfera excelente para su desarrollo, que habrá de lograr que las generaciones que le sigan se revistan de los mismos caracteres y den lugar a una humanidad superior.

No en balde dijo Lejard en su obra *Longevité à travers les âges*: «*Dans neuf cents soixant trois années il avait obtenú un milieu de vìe de soixant trois ou soixante huit années*» («En novecientos sesenta y tres años el término medio de la vida había sido de sesenta y tres a sesenta y ocho años»). Y el profesor Holmes, en su reciente libro *The Rends of Breed* (*Las lacras de la raza*), sostiene: «*That the small quantity of health is less frequent between the intellectual labourers that between the workmen*» («Que la escasa salud es menos frecuente entre los obreros intelectuales que entre los manuales»).

Medios radicales. Deben entenderse como tales todos aquellos que tienden a exponer medios o soluciones rápidas, seguras y cortantes para cualquier problema que pueda haber surgido. En este caso los medios radicales deben atenerse a resolver todos los casos que se nos han presentado, teniendo, como en todas las ocasiones, un doble aspecto positivo y negativo. Es positivo un medio radical siempre que tienda a que algo se realice o a que un fin pueda tener efecto. Es negativo siempre que tienda a que algo no sea ejecutado, esto es, a que pueda existir alguna noción o alguna finalidad absolutamente evitable. Todos los medios radicales participan de este doble carácter, puesto que todos tienden a evitar un mal, o lo que, según su criterio, se juzga como tal, y a elevar un bien con las mismas restricciones.

Su necesidad como garantía del desarrollo social. La necesidad en que nos vemos de encontrar algún remedio que evite, cuando menos, las posibles desgracias que actualmente ocurren por exceso de benevolencia obliga a que pensemos en los medios radicales, y, por tanto, la necesidad de estos medios es bien manifiesta. Juzguemos que si no los empleamos seguiremos sometidos al dolor y a la degeneración social, y que la desgracia aparente de una o dos generaciones será el beneficio para las venideras, que hallarán el camino limpio, sano, corporal y espiritualmente. Sacrifiquémoslo todo en beneficio de nuestros descendientes, de la humanidad futura.

LA ESTERILIZACIÓN

Su etimología. Se deriva del adjetivo latino *sterilis-e*, cuyos derivados *sterilitas* y otros similares marcan la evolución de un proceso natural hasta llegar a una concepción tal como ésta se entiende en la moderna medicina, cuya terminología se fundamenta en las ciencias naturales.

Su concepto. Se entiende por esterilización la privación de la fertilidad, poder creador, indistintamente en el hombre o en la mujer. El concepto único de la esterilización debe ser el de juzgarla como una garantía para el desarrollo de la individualidad, de la generación real y de la sociedad. En realidad, la esterilización no es más que un medio radical con el que prevenirse de daños no ya posibles, sino de los que están sucediendo y que, por tanto, constituyen un peligro real. Como todo medio radical, ha merecido muchas críticas y algunos elogios. La propia conveniencia parece obligar a una tendencia de repugnancia hacia este medio, pensando quizá en la transformación que sufren los seres víctimas de esta esterilización, y que los hace repulsivos para la humanidad. Pero hay que concebir que esto sólo sería por una generación o dos a lo sumo, y si esta medida se llevara a rajatabla, las generaciones posteriores no verían nacer más que como excepciones seres enclenques, débiles o casi nunca tarados. Desde luego, es preciso reconocer que las enfermedades subsistirían en algunos casos y que este tipo de esterilización, aunque menos agravado, se desarrollaría indefinidamente. Pero la escasez de individuos, la reducción de la procreación, facultarían al individuo en primer término y al Estado en segundo para poder cuidar debidamente de todos los miembros de la sociedad, y con ello se evitarían las debilidades materiales y espirituales que son causa de todas las enfermedades. La educación, por otra parte, sería muy fácil; desaparecería este arduo problema de las casas, de la subsistencia, de las escuelas, y al resolverlo llevaría a una desaparición de las clases sociales y, por ende, a una mejora colectiva de todas.

En qué se funda. Ante todo, el problema que surge con esta concepción es el de las causas en que la esterilización se funda; esto es, si puede basarse en causas fisiológicas o en causas psicológicas. Desde luego, sobre estas causas existen ya muchas y diferentes teorías, pues mientras unas afirman que esta transmisión psicológica no existe, puesto que de padres inmejorables salen hijos criminales, y que todo hay que basarlo en una influencia extraña, es lo cierto que acaso por la iniciación, ya que no sea por la herencia, por la educación, por la influencia del medio y hasta por el propio momento de la concepción, sea preciso y preferible un aislamiento y no una reproducción.

¿Hay transmisión fisiológica? Esta es la primera pregunta que surge con el problema de la esterilización. La necesidad de responder aquí a ella concretamente nos impide explicaciones que acaso fueran necesarias para su debida fundamentación. La transmisión fisiológica es indudable, porque la propiedad hereditaria de las enfermedades anteriormente citadas como obstáculos está en unas suficientemente probadas y en otras lo estará dentro de poco tiempo. Y si la esterilización es necesaria, debe aplicarse siempre, con duda o sin ella de su necesidad, porque bien dice el adagio que «más vale prevenir que curar».

¿Puede haber transmisión psicológica? Es quizá la más importante de las transmisiones, pues de ella dependen aún más que de la fisiología todos los actos delictivos y perniciosos para la sociedad, con más gravedad, por tanto, que en los casos de contagio, únicos que pueden subvenir de la transmisión fisiológica. Así lo ha comprendido recientemente Cuba, cuando en su capital, en La Habana, ha quedado constituida una liga

de higiene mental cuya finalidad será la de procurar la salud mental de los individuos con tanto interés como la salud física, la disminución y prevención de los trastornos mentales, principalmente en los niños, llevando a cabo investigaciones metodizadas encaminadas a proporcionarse información sobre los datos ya citados, y también acerca de los factores mentales relacionados con los problemas de la educación, delincuencia y con todo el amplio campo de desenvolvimiento humano.

Por otra parte, se ha iniciado modernamente otra tendencia contraria a la de Freud, que juzga el sexo como la única fuerza normativa de la existencia y que, por ende, lo reduce todo a la transmisión fisiológica, dotando a la existencia de un carácter materialista. En Los Ángeles (California) el doctor Alfred Adler, conocido psicólogo vienés, creador de la teoría de los «complejos de inferioridad», ha dicho que «el sexo no es la fuerza que guía a la humanidad, pues si ello fuera, los seres humanos no serían superiores a los conejos de experimentación».

El doctor Adler dio recientemente una serie de conferencias en las que habló de varios misterios que todavía no puede explicarse satisfactoriamente el hombre: «El sexo —siguió afirmando el doctor Adler— no es tan importante como dicen los freudianos. La vida humana es un esfuerzo constante hacia un fin de superioridad. Cuando este esfuerzo cesa, todos los seres humanos tienen un complejo de inferioridad». Así, todos los criminales, suicidas, degeneradas, borrachos y mujeres viciosas poseen este complejo en su más alto grado. Este complejo es la huida de la inutilidad de la vida, que se origina cuando ha cesado la lucha por alcanzar un fin adecuado. La importancia del «complejo de inferioridad» es extraordinaria. Ningún hombre mataría a otro o se mataría a sí mismo si se diese cuenta de que estaba expresando al mundo entero su debilidad. Todos los asesinos de la historia poseían este complejo. En los Estados Unidos, según el doctor Adler, existen menos personas que sufren el complejo de inferioridad que en el continente europeo, debido a que es un país joven y hay grandes posibilidades de expansión y de desarrollar los propios ideales.

¿Es, por lo tanto, útil la esterilización de anormales? Esta pregunta se planteó en los comienzos de las modernas tendencias eugénicas, y ha obtenido un resultado positivo. Las uniones sexuales

de anormales transmiten casi siempre a los hijos, si no una anormalidad absoluta, una predisposición en grado máximo para su adquisición, como en el caso de los idiotas, que después de casarse tienen hijos en un grado inmenso de predisposición para la meningitis, que les deja en la misma situación en que se hallan sus padres.

¿Es, por lo tanto, útil la esterilización de enfermos? Desde luego, porque de lo contrario los enfermos de muchas de las enfermedades a que nos hemos referido como obstáculos para la contracción del vínculo sexual, especialmente los venéreos, son los que tienen más desarrollado el instinto y son los que generan más seres, siempre desgraciados y nuevas lacras para la humanidad. Más tarde hablaremos de la posibilidad de otro medio menos radical que acaso pareciera mejor, dada la rigidez de este último. Pero este epígrafe se refiere únicamente a si la esterilización de los enfermos es útil, y, por tanto, hemos de decir que sí.

¿Es, por lo tanto, útil la esterilización de delincuentes? Esta es una pregunta derivada de la transmisión psicológica a que hemos hecho mención anteriormente. Desde luego es necesario distinguir entre los delincuentes el tipo del que hiere

o mata en un momento de obcecación y de ceguera espiritual y el del que mata con ensañamiento, verdadero enfermo mental. Y aparte ya estos tipos homicidas, ya considerando el robo como un delito, el del modernamente llamado «cleptómano», que roba por un placer morboso, enfermo también, y el del que roba por necesidad, y que merece todo el apoyo de la sociedad y la liberación de cuantas trabas le impidan la rehabilitación. La esterilización, de hacerse, sería únicamente de los homicidas del primer caso, y el aislamiento o su separación de la sociedad para los cleptómanos. Por lo tanto, todo habría de depender de un cambio absoluto en la concepción de las prisiones, sustituidas por sanatorios o puntos de reclusión y aislamiento, y alejadas del régimen conventual y durísimo, que deja al delincuente solo con sus propios pensamientos, sin ocupación, pleno de dolor y de angustia y que lleva su mente a nuevos crímenes y nuevos delitos que, encadenándose, van convirtiendo a aquel individuo normal en un anormal por influencia del medio y de la educación.

¿Qué concepto debéis tener del delincuente? Es tan importante este problema de la delincuencia, ha de tener con su transformación tan gran

cambio, no sólo para España, sino para todo el mundo y sus organizaciones, que es necesario que una vez más afirmemos aquí que «el delincuente es un enfermo» y que como tal ha de tratársele, sin exacerbar sus propios instintos vengativos y sin abandonarle a las terribles pesadillas que le agobian y empeoran. Bien tenido en cuenta que juzgamos únicamente como delincuentes a los que hubiesen matado o cometido actos similares con ensañamiento, por placer, con verdadera morbosidad. Para los otros delincuentes debiera existir un régimen de corrección por breve tiempo, pasado el cual toda la fuerza que hoy se aplica difusa por la sociedad se concentrase en rehabilitar a aquellos que hubiesen caído, proporcionándole el trabajo adecuado en el campo, en la ciudad, sin hacerles salir de las prisiones para lanzarlos a la vida, en la que toda la sociedad les repudia y les cierra sus puertas, lanzándolos de nuevo a la pendiente del mal.

La psiquiatría y su influencia en el Código respecto de la eugenesia[2]. Una de las ciencias moder-

[2] Más tarde, en el apéndice, podremos ver breve, pero sucintamente, las relaciones que se establecen entre la psiquiatría y la eugenesia.

nas que más importancia habrán de tener en la constitución del nuevo derecho es precisamente la psiquiatría, porque ella pretende investigar en el espíritu y no en el cuerpo del delincuente, para llevar a cabo su curación una vez reformado el actual régimen y realidad penitenciaria en el benéfico y utilísimo sanatorio. La psiquiatría actualmente ofrece dos modalidades: la que pretende, mientras subsista la primitiva forma del juicio, establecer y basar la única defensa del delincuente, no sobre el ya pasado de moda informe de los peritos, sino sobre la noción esencial de la enfermedad real del delincuente, único medio de hacer que el juicio no sirva para hallar la cantidad de la condena a imponer, sino la mayor claridad del hecho y, por tanto, la posibilidad del tratamiento de curación a que habrá de someterse al paciente. Y la otra, que pretende emplear y desarrollar este procedimiento procurando buscar los medios de transformación del individuo con la educación apta para ello, o el aislamiento si éste es preciso, caso de no poder conseguirse la curación.

Reclusión o esterilización. Estas dos soluciones se ofrecen respecto a este aspecto del problema eugénico, de tanta importancia como este del delincuente; ya las hemos esbozado antes; pero la necesidad de concretar nos obliga a citarlas aquí de nuevo. Debe seguirse la reclusión en último término, cuando la corrección no pueda tener efecto, y por lo que se refiere a este aspecto del delito, podrán aplicarse los ingresos de las cárceles a la construcción de sanatorios adecuados y de uno o más puntos de reclusión, con régimen moderno y libertad y amplitud de actuación para aquellos que, por no poder ser curados, no deben volver al seno de la sociedad; aboliendo los calabozos, las prisiones «en blanca» y tantas otras barbaries como éstas que son verdaderos suplicios para el delincuente, aislándolo aún más de la pequeña sociedad que es para él el resto del presidio y que hace que, solo con sus ideas, germinen en su mente las semillas de la locura. Pero veamos el caso de la reclusión o de la esterilización por lo que se refiere a los enfermos mentales cuya procedencia es de trastornos sexuales. Será bastante fácil el reducirlos a un mismo régimen sanatorial, aunque aislados con el mismo sistema empleado para los delincuentes, porque si no lo han realizado, llevan en su mente el germen de todos los crímenes. Pero no lo será la reclusión de los anormales, a los que aun después de la educación concedida en escuelas, etc., les persiste la anormalidad primitiva, y que son un peligro incontrarrestable: sería preciso que para éstos se emplease una esterilización obligatoria y que, conocidos ya los casos de aquellos que tienen o no tienen curación, no se construyesen tantos hospitales y centros de protección para estos seres, limitándolos exclusivamente a los que tuviesen curación y preparando la esterilización para los otros como único medio posible. Por lo que se refiere a los enfermos materiales, éstos generalmente se someten a un régimen de hospitalización; pero especialmente para los venéreos, durante la época de su vida aparentemente sanos, pero siempre en disposición de contagio, es absolutamente necesaria la esterilización.

Crítica de la esterilización en otros países. La esterilización se aplica ya en todos los países. Citaremos tan solo tres, los primeros que iniciaron tan extraordinaria labor; son: Suiza, Cuba y los Estados Unidos.

En Suiza. Fue la que precedió en la discusión de una ley que ordenaba la castración de ciertos degenerados. Las prácticas realizadas en el asilo cantonal de Will con cuatro individuos demostraron prácticamente que en dos de ellos, que eran homosexuales, desapareció esta manifestación, y en las mujeres se evitó el que pudiesen transmitir sus males.

Actualmente la esterilización se practica, no ya en este asilo, sino en todos los centros oficiales, con el consentimiento de los operados. Todavía no se ha logrado la esterilización obligatoria; acaso dentro de unos años la impongan a su vez en Suiza.

En Cuba. Las leyes sexualizadoras de Cuba proceden de Norteamérica. El carácter extensivo que tuvo el proyecto fue enorme. Es medida obligatoria para delincuentes incorregibles, enajenados incurables y pervertidos sexuales y para los que tengan enfermedad mental hereditaria. El proyecto se refiere a presos y asilados varones...; pero ya hay hoy capacidad de extender tales preceptos al sexo femenino. La esterilización en Cuba es obligatoria, y llega tal vez en algunos casos a una exageración, como ya indicamos al hacer una crítica de la esterilización por transmisión psicológica; pero tal vez en Cuba y otros lugares reducidos sea la que deba practicarse.

En los Estados Unidos. En esta nación se iniciaron las leyes asexualizadoras desde 1907, siendo después de Suiza, que la precedió, aunque sólo en la discusión del proyecto y no en su aplicación, la primera nación del mundo que contiene las leyes de esta esterilización. El carácter es más amplio aún que en Cuba; pero tiene una característica que nos hace estar disconformes con ella: es la de juzgar que debe ser aplicada como pena, cuando es únicamente un medio de corrección.

Las tendencias eugénicas modernas. Estas tendencias eugénicas se marcan desde dos direcciones o puntos de vista: desde el fisiológico y el psicológico. En general, pueden clasificarse de acuerdo con estos dos apartados, y son: el análisis de cónyuges, el matriarcado eugénico, el matrimonio condicional, la selección racial, el amor libre y la irreglamentación de la prostitución. Se nota desde luego una tendencia hacia la parte sexual; pero es indiscutible que como ésta es la primera, aunque no sea la primordial, debemos ocuparnos con mayor interés de ella.

El análisis de cónyuges. Es una tendencia algo más rígida, pero basada en el certificado prematrimonial a que ya hemos hecho referencia. Se basa en un estudio material y moral de los cónyuges con el fin de hallar el medio de su compenetración y de poder llegar a realizar el fin de mejorar la raza. Es casi la única tendencia que aspira a una selección espiritual, y está en cierne; esto es, sin aplicación absoluta en Rusia, que al igual que inició plásticamente el amor libre, será probablemente la que inicie esta nueva dirección, no menos sana y moralizadora. Desde luego, como aún no está definida, no se pueden anticipar más que estos datos. No obstante, por su importancia la he antepuesto a las demás.

El matrimonio condicional. Ha surgido en el otro polo de las grandes reformas, en los Estados Unidos. Se pretende en este matrimonio el que los novios puedan vivir en el hogar común sin relación sexual, como buenos compañeros, durante un plazo determinado, transcurrido el cual pueden volver a firmar un contrato con carácter poco más permanente, puesto que puede disolverse por el divorcio. Se ha pretendido en esta constitución de matrimonio condicional el que los novios se figuren lo que será la vida de esposos una vez pasada la primera luna de miel, y abstrayéndose, por tanto, de fines materiales, con la única tendencia de que la existencia en común tienda a aclarar sus caracteres e investigar por su posible compenetración. Desde luego, aunque la tendencia es loable, no ha surtido, en los pocos casos en que se ha aplicado, el resultado requerido, porque la atracción sexual no satisfecha, aun tan distraída en la complicada vida americana, ha originado un estado de ánimo que obligaba a la confirmación del contrato, y que más tarde terminaba invariablemente en un divorcio por la misma incomprensión que pretendía evitarse.

El matriarcado eugénico. Surge de Rusia y las naciones vecinas, aunque ha tenido repercusiones excepcionales en Norteamérica. Se refiere este matriarcado a la tendencia de que sea la mujer la que, independientemente del hombre, cuide del hijo eugénicamente concebido, cifrando en ella las características de jefe de familia encargado de la educación e instrucción. Es una tendencia probablemente la más lógica, pero sólo aplicable a casos extraordinarios en que sea necesario preferir la sanidad corporal del hombre a su excelsitud mental, existente únicamente en la mujer. El matriarcado eugénico, de origen ruso y de práctica hasta ahora limitada, es la dirección eugénica moderna a la que auguramos mayor porvenir entre las mujeres intelectuales.

La selección racial. Es, quizá, la más antigua y la más vaga de las tendencias. Se reduce a, siguiendo las normas de la esterilización y de la eugenesia primordial, establecer una selección racial, un poco materialista, un poco fisiológica exclusivamente, para tender a la producción de hijos sanos plenamente desarrollados y de cuya educación, instrucción, etcétera, se encargaría el Estado, sin que los procreadores prosiguiesen después la vida en común. Esta tendencia la hallamos ya en el admirable tratado *La República*, de Platón, cuando éste afirma la comunidad de hombres y mujeres, la propiedad de los hijos del Estado y la fraternidad y parentesco de todos los de una misma generación, a base de lactancia común y de paternidad asimismo común entre los individuos seleccionados de cierta edad exclusivamente y asimismo de perfecta sanidad corporal. Se halla expresa modernamente en Rusia, en la que, si bien no establecida esta comunidad absoluta de las mujeres —comunidad que indirectamente existe ya en la burguesía, pues ¡cuántos hombres son fieles a su mujer, y no poseen, o cortejan, cuando menos, otras, casadas o solteras!—, existe el cuidado por parte del Estado de los hijos procreados, siempre que reúnan las debidas condiciones de sanidad, y ha sido siempre criticada humorísticamente en la muy poco conocida pero admirable obra *El pedigree*, de Ricardo Baroja.

El amor libre. Es la tendencia que tiene su origen mediato en el universo, pero inmediato en Rusia; la que ha sido más criticada y la que, no obstante lo mucho que de ella se habla, es la menos conocida. Este amor libre es el que pretende que no exista vínculo alguno civil ni religioso entre los procreadores, que formen o disuelvan su hogar con plena libertad. Esta tendencia ha sido criticadísima, acaso por incomprensión, acaso por estupidez, ranciedades de prejuicios, y, sin embargo, no ha merecido ni con mucho tales críticas la constitución civil de un hogar disuelto por el divorcio cuantas veces se crea necesario con una mera notificación y la breve tramitación de un pleito, siempre logrado ya a favor de uno u otro cónyuge, ya libres e independientes durante este tiempo. El amor libre es la base más moderada de los elementos y tendencias anteriormente citados. Ha existido, tal vez menos preciso, desde tiempos primitivos; las reinas de la mano izquierda, los hogares al margen de la ley, no son más que pruebas de este amor libre, que es el que ha reportado mayores beneficios y alegrías a la humanidad. Cuando ésta se desprenda de la costra de sus prejuicios, transformará, por el contrario, su moral, y entonces el amor libre será algo tan lógico, tan natural como lo es hoy, especialmente aquí en España, el matrimonio contraído mediante el vínculo religioso, cuando aún causa espanto a muchas mujeres y, lo que es peor, a muchos hombres un simple y primitivo matrimonio civil.

La irreglamentación de la prostitución. Esta irreglamentación es, más que una tendencia eugénica, una dirección para procurar el eugenismo; únicamente por este carácter y por su modernidad la incluimos aquí. Iniciada en Inglaterra por Josefina Buttler con la redención por el trabajo de un grupo de prostitutas, la han continuado las ligas abolicionistas universales, que juzgan como una verdadera vergüenza el que el Estado cobre del propio vicio que fomenta; que tolere, mediante el pago de un impuesto, lo que se aboliría si las tendencias libres y de elección del amor se impusieran. La dirección abolicionista ha surgido antes que las tendencias eugénicas actuales; por esto no se ha dedicado a luchar por el triunfo del amor libre y de todas estas consecuencias. En cuanto ahora se convenza de los resultados de éstas, que habrán de destruir hasta los gérmenes de la prostitución, se aplicará a su vez a la lucha por este otro ideal, que debe ser el de toda la humanidad.

APÉNDICE

El tema del amor en relación con la eugenesia. Se ha planteado acaso por vez primera, analizado científicamente, en la obra de Freud. En ella se ha presentado el planteamiento de los problemas del amor no con un criterio poemático, folletinesco, literario, sino con un criterio científico. Es ya sabido que el amor como ciencia no es una creación de Freud. Pero ha sido él quien lo ha presentado ante el gran público, y así nos habla con el «amor» entre las manos:

«Esto, que es el origen de todos nosotros, la razón de que el planeta esté habitado por hombres y mujeres, buenos y malos, necios y sabios, no es un geniecillo alocado con dos alas y una venda en los ojos, como os lo pintaban en los cuadros, ni toda esa historia milenaria y monótona de los celos, las endechas a la luz de la luna, los arrebatos, los perjurios y los adulterios, sino un instinto, una función que tiene sus órganos, como la digestión tiene los suyos; sublimada luego, ennoblecida, todo lo que se quiera; pero en su origen tan susceptible de ser disecada con rigor científico como cualquiera de las otras funciones que constituyen nuestro vivir».

Marañón recuerda la diferente interpretación que se ha dado, según los tiempos, al problema y a los tipos del amor. Así: «Tirso de Molina hizo con don Juan una comedia de sucesos prodigiosos y de lances de capa y espada. Lenormand hace un desfile de casos clínicos. Y esto no por el influjo de nadie, sino por la obra de los tres siglos transcurridos entre uno y otro autor. Al cabo de ellos, la mente humana examina —y esto es todo— con reactivos diferentes los mismos perdurables misterios».

Antes era el amor romántico; hoy el amor eugénico... Mañana..., ¿qué será?...

Un caso de matriarcado a través de la literatura. Se estudia en una novela, *Metta Trap*, de Karin Michaëlis, en Polonia. Metta Trap es madre amorosa de tres hijas; es soltera, y cada niña tiene padre diferente. Ni saben esto las muchachas ni les importa. Se limitan a adorar a su madre, que, trabajando en una empresa financiera, las educa, cultivando sus aptitudes artísticas y prácticas individualmente; y gozando de dulce libertad, de sosiego y de alegría en el hogar matriarcal. No precisan relaciones, que turbarían esa paz y encanto de una existencia laboriosa, juvenil, exclusivista del amor familiar. Metta y sus tres hijas, Ilzebil, Mathei y Margot, se aman tanto que ellas solas se bastan. Animaban la convivencia semanales comidas con invitados. La del domingo favorecíala con su presencia el doctor Spade, aturdido y agradable, afectuoso tío de las niñas. Los martes el invitado era otro sentimental —Von Preben—, y aún tenían un tercero, el capitán de la marina mercante Kelp, de bruscos ademanes y carácter. Pasa el tiempo. Crecían las niñas, y las relaciones de los tres hombres con Metta seguían inalterables, cuando nos enteramos de que cada uno de ellos es padre de una de las chiquillas; de que Metta no quiso casarse con ninguno, y que los colocó a distancia puramente amistosa. Metta Trap, impulsiva, imprevisora, sigue en su alto cargo de confianza, en la poderosa caja de Soelberg. Para las hijas, que crecían, y cuyas necesidades aumentaban, Metta hace un desfalco. La mujer que buscó y arrostró las responsabilidades del matriarcado, que vuelve a soportar las de su crimen, aunque sus amantes de un día ofrécense a cubrir el desfalco, rechaza las tres abnegadas proposiciones y la del hijo de Soelberg, Thomas. Metta, altanera, entusiasta, se entrega a la Justicia; se la procesa y encierra en presidio. Metta va cumpliendo condena, y los tíos frecuentan la casa, prodigando sus cuidados a las muchachas, que bravamente empiezan a trabajar para sostenerse sin ayuda de nadie.

También las visita Thomas Soelberg, único hombre que en secreto amaba Metta, sabiéndose correspondida. Insensiblemente va penetrando el espíritu de las niñas en la realidad y descubren cuál de los tíos es su padre. Ilzebil, la mayor y más parecida a Metta, es la que habla ahora. Ella se casaría con Thomas, pues se gustan y se convienen; pero tiene pena de su padre, el capitán Kelp, siempre solo, y se va con él.

—Cásate con Thomas —responde valerosa Metta—. Y yo, cuando salga de aquí, seré la que me una a tu padre para siempre.

Mathei y Margot se van con sus padres respectivos...

Metta Trap, matriarcado utópico, ha sido muy admirada en más de un feminismo asimismo utópico. En la novela es difícil introducir las cuestiones o problemas eugénicos directamente en su forma retórica. Sin embargo, en las indicaciones que hace Karin Michaëlis en su novela se comprende la actitud seguida por Metta Trap, abierta, generosa en su propio afán de experimentación. Tal es la primera etapa por la que pasa el matriarcado en el mundo. Todas las doctrinas tienen un eslabón utópico, otro científico y otro práctico. Esperemos a la fundamentación técnica y a la realidad para dictaminar sobre la propiedad o impropiedad de este sistema.

Un caso de matriarcado a través de la realidad. Se ha presentado, hace aproximadamente dos años, en Norteamérica. Una dama que logró, después de una profunda selección, obtener un hijo eugénicamente concebido, y al que ilustró desde su nacimiento en idéntico sentido. La realidad nos muestra el primer caso que se ha dado con unidad de personas y unidad de resultado. Se ha dado, por otra parte, con una absoluta selección. Este caso de matriarcado, probablemente el más sensato, tiene ya un sólido fundamento científico. Y, a su vez, un aspecto de realidad. Nada de extraño es, pues, que sea una iniciación de lo que pueda representar esta tendencia en el futuro. Pero, por ello, apreciamos también la diferencia del matriarcado en la novela al matriarcado en la realidad.

Acuerdos eugénicos de la Liga Mundial para la Reforma Sexual. Se ha celebrado recientemente en Londres, bajo los auspicios de eminentes personalidades científicas, como Augusto Soler, Havelock Ellis, Magnus Hirschfeld, Dora Russell, Margarita Sanger, Elena Stucker y Norman, el tercer congreso de la Liga Mundial para la Reforma Sexual, con el siguiente programa:

1.º Igualdad política, económica y social de hombres y mujeres.

2.º Liberación del matrimonio, y especialmente del divorcio, de la actual tiranía de que es objeto por parte de la Iglesia y el Estado.

3.º Concepción a voluntad, a fin de que la procreación se efectúe sólo deliberadamente y con el debido sentido de la responsabilidad.

4.º Mejoramiento de la raza por la aplicación de los conocimientos eugenésicos.

5.º Protección a la madre soltera y al hijo ilegítimo.

6.º Actitud racional hacia las personas sexualmente anormales.

7.º Prevención de la prostitución y de las enfermedades venéreas.

8.º Considerar las perturbaciones del impulso sexual como fenómenos más o menos patológicos, y no, cual se hacía en el pasado, como crímenes u ofensas.

9.º Considerar sólo criminales aquellos actos sexuales que infrinjan los derechos sexuales; entre adultos responsables, llevados a cabo por mutuo consentimiento, se considerarán como asuntos personales de dichos adultos.

10.º Educación sexual sistemática.

Tal es el programa que condensa las modernas aspiraciones eugénicas.

El aborto legal como medio eugénico, en Noruega. La Asociación de Cirujanos noruegos ha decidido, después de muchas deliberaciones, proponer al Gobierno que el aborto provocado sea reconocido como legal.

Esta proposición tendrá primeramente que ser aprobada por la Asociación Nacional de Médicos noruegos antes de que el Gobierno la presente para su aprobación en la Asamblea Nacional.

Como la mayoría de los médicos de este país son partidarios de que se declare legal el aborto provocado, la proposición de la Asociación de Cirujanos será, seguramente muy pronto, llevada a ley. En la proposición se establece el nombramiento de un congreso en cada distrito del país que tenga autoridad para conceder las licencias necesarias a los médicos que estén autorizados para practicar la operación.

Al hacerse pública la proposición de la Asociación de Cirujanos, todas las secciones de la Iglesia han manifestadlo que se opondrían a su aprobación por todos los medios a su alcance. Pero si la proposición, como es probable, se aprueba, se unirá a la rusa y últimamente a la checoeslovaca en autorizar tal operación como indispensable para la mejora eugénica de la raza.

El aborto como medida eugénica, en Checoeslovaquia. Más documentada y con más exposición de motivos figura idéntica petición en el anteproyecto penal de Checoeslovaquia de 1926. En éste, en su artículo 286, se declaran impunes las siguientes figuras de delitos de aborto, siempre que éste se realice por un médico y con autorización de la embarazada:

a) Aborto necesario practicado con el fin de alejar a la mujer de un peligro de muerte o de graves daños en su salud. La medida de necesidad la determina el facultativo responsable.

b) Aborto sentimental, cuando no hay duda de que la concepción se debe a un acto contrario al pudor, cometido por violencia, a un atentado a la honestidad o a un abuso punible de una menor de dieciocho años.

c) Aborto eugénico, cuando existe el temor fundado de que el niño que haya de nacer tenga graves taras corporales o mentales.

d) Aborto económico o higiénico, cuando la mujer ha dado a luz y criado tres hijos y «dada su situación no se puede razonablemente exigir que lleve la gestación a término».

La eugenesia y el derecho. En realidad, en los tiempos primitivos la ciencia eugenésica no hubiera tenido importancia alguna respecto de los problemas jurídicos. Sólo ahora, cuando en el derecho penal se conciben los móviles que puedan haber impelido al ejecutante, como obedeciendo en los más de los casos a una constitución mental defectuosa, la eugenesia reporta utilidad por cuanto tiende a analizar los defectos del individuo y a investigar sus causas. Vemos cómo aun siendo la eugenesia un motivo positivo para evitar estos daños, puede servir en su aspecto negativo o de indicación de los males y de sus resultados para dirigir las modernas investigaciones jurídicas hacia un sentido más comprensivo del delincuente y de sus actos que el que antes estaba ya expresado inconscientemente en el «Odia el delito y compadece al delincuente», y que ahora podía transformarse en «Procura tu sanidad corporal y compadecerás al enfermo que haya delinquido».

La eugenesia y la psiquiatría. Son de extraordinaria importancia el análisis y los estudios eugénicos para la concepción psiquiátrica, muy especialmente para la relación que guarda la psiquiatría respecto del derecho penal. Para explicar, por otra parte, las anormalidades de índole endógena o exógena de los pacientes —esto es, provenientes de influjos interiores o exteriores—; para comprender el desenvolvimiento paranoico o esquizoide del individuo, hay en la psiquiatría tres factores elementales: la tradición, la herencia y el medio. De estos tres, dos caen dentro del campo de la eugenesia. De aquí se derivan, por tanto, las relaciones.

La eugenesia y la psicología. Son estas relaciones las más complicadas y las más difíciles de anotar. Porque si bien es sumamente interesante el estudio espiritual, no parece éste tener una relación tan intensa con el espíritu, no juzgado como fuerza vital, sino como pensamiento o cerebro director, como la que presupone el aplicar la eugenesia al estudio de la psicología. Ya en la antigüedad parecía concretarse toda esta relación al afirmar *Mens sana in corpore sano*, aquel célebre aforismo griego grabado a las puertas de los liceos y de los gimnasios. Aparte ya la posibilidad de que frente a la sanidad corporal pudiera existir la espiritual, es lo cierto que, juzgando la psicología como el análisis del alma, y en ella sus manifestaciones sensoriales —vista, gusto, olfato, oído, tacto— y sus adulteraciones y pérdidas, aparte de la influencia más o menos directa de los estímalos externos, también en este aspecto negativo puede tener la eugenesia en ella una decisiva influencia para explicar de este modo los graves problemas técnicos de la psicología.

La eugenesia y la moral. Si tiene tan honda importancia para el derecho, la psiquiatría, y la psicología el estudio eugénico, no cabe discutírsela en el terreno moral, toda vez que la eugenesia, al incluir las modificaciones y trastornos mentales a que puede conducir a un individuo una deficiente constitución hereditaria, marca a su vez los grados de amoralidad e inmoralidad de los actos que estos individuos ejecuten, sirviendo, por tanto, de explicación a tales acciones con un justo sentido de comprensión de su deficiencia. Por otra parte, dada ya la relación que de ordinario tiene la moral con el derecho, una simple ampliación de las relaciones que la eugenesia mantiene con él serían suficientes para explicarnos los móviles de las acciones del hombre y para afirmar hasta dónde se extiende el campo de acción eugénico, que si interviene en el aspecto físico del individuo, tiene asimismo una extraordinaria importancia en su aspecto moral, comprendiendo así la totalidad del «contenido hombre» en su radio de acción.

LA LIMITACIÓN DE LA PROLE

Un deber del proletariado consciente

Publicado originalmente por la
Gráfica Socialista (Madrid, 1930)

DEDICATORIA

Para todos los obreros, pero especialmente para los jóvenes que piensan en formar un nuevo hogar, vivero de proletarios del mañana. Para todos aquellos que sientan en política, piensen en política social, porque el maltusianismo es una razón de índole políticoeconómica de conveniencia colectiva. Para todos aquellos, en fin, que en su afán de hacer más culto, más inteligente, al obrero «político», que no es por consiguiente otro que el socialista, puedan hacer divulgando estas doctrinas tanto por su redención, como luchando desde las filas de las organizaciones. Por los socialistas y para los socialistas.

La autora
Octubre de 1930

INTRODUCCIÓN

En esta segunda parte de mi obra *El problema eugénico* trato sólo de plantear una de las soluciones que actualmente se ofrecen en nuestros medios económicos y sociales para resolver los problemas eugénicos. La eugenesia es, por tanto, una inquietud y una guía. El maltusianismo es ya una solución.

Ahora bien; no se trata con este folleto de hacer una decidida propaganda de los métodos maltusianos, sino de exponer razonadamente los hechos actuales tal como se presenta la situación económica y física para el proletario especialmente, y, analizando las condiciones en que se encuentra y las causas que las han motivado, de indicarle el camino de la solución, que él habrá de encargarse de investigar con más profundidad.

He querido señalar con preferencia en mi trabajo una inquietud, esbozar una solución y confiar a la mente del curioso o decidido lector el trabajo de encontrar más tarde esa solución, con lo que quizá ésta adquiera para él mayores atractivos.

Trato aquí del problema juridicoeconómico de las diferencias y relaciones entre leyes tan inseparables, pero tan contrapuestas, como las de la producción y la población; presento la crisis total, o en bloque, de las mil facetas de la vida, especificando claramente los derechos del niño. Por esto sintetizo toda mi obra en los derechos del proletario, por los que, en la medida de mis fuerzas, he procurado abogar siempre, y especialmente por sus deberes, con la lógica deducción jurídica de que todo derecho haga necesaria la existencia de un deber o garantía.

Los graves problemas del paro en las diversas naciones son asimismo tratados aquí sucintamente, con el fin de aducir mayor número de argumentos en que fundamentar en lo posible mi tesis de la existencia de una superpoblación que es indispensable reducir.

Toda la solución puede depender radicalmente de una revolución social. Por esto, aunque este trabajo de divulgación esté un poco alejado del terreno político, indispensable para que todos los problemas se desarrollen en la debida capacidad, hablo de las posibilidades de una revolución social en el mundo que pueda hacer posible esta solución radical, temas que, aunque parezca extraño, llevan a mayor fundamentación de la tesis maltusiana.

PREFACIO

La ley más interesante de la historia económica es la de la población. Pero no por el contenido que pueda tener, y que no pasa de ser una base mediata en el curso de la sociedad, sino por su relación inmediata e íntima con otro factor no menos esencial: el de la producción. Estas dos leyes, los dos polos en torno a los cuales gira la vida de los pueblos, van engendrando en su círculo la magna serie de problemas que uno tras otro van desgranándose sobre el tapete de nuestra conciencia como posibilidades más o menos remotas.

Esa relación íntima de verdadera compenetración entre ambas leyes surge de su relación inicial. Al aumentar la población se precisa de mayor producción. Cuando ésta disminuye, disminuirá a su vez aquélla. Este dilema lógico, cuya solución es positiva, se plantea a través de todas las eras, con las cualidades más opuestas y los tiempos más varios.

Se repiten de este modo porque son leyes inmutables, como surgidas de esa seudonaturaleza, que es la economía, y que basada sobre principios inmutables de relaciones entre el hombre constituido en sociedad representa acaso el único resultado positivo a que ha llegado éste, y cuyas consecuencias y postulados deberá aceptar como leyes únicas y que no admiten transformación alguna, como las leyes económicas.

Sólo hay un hecho común que altera las relaciones estables: el equilibrio entre estas leyes. Es idéntico a lo que ocurre en la naturaleza: cuando surge una tormenta, una impetuosa borrasca, las leyes naturales desaparecen del horizonte por un momento y se dejan subyugar por esas otras leyes que, sobre ser naturales e inmutables, llevan también la propiedad de la fuerza. Cuando las grandes catástrofes y hecatombes económicas se producen, el equilibrio entre las dos leyes se rompe momentáneamente; pero sólo para volver a realizarse de nuevo: cuando, desaparecida la causa y por ende los trágicos efectos, tornan los hechos a su cauce normal.

Las revoluciones sociales —que han tenido en todo momento una faceta económica y otra política, y en las que acaso haya sido la primera la más caracterizada y la que les haya dado su valor más típico— son los tipos de las catástrofes que turban ese equilibrio, que se vuelve a establecer, no ya tan idénticas condiciones, sino con pérdida o aumento de cualidades, en cantidad igual, para las dos leyes o polos. Reóforos que recogen la actividad eléctrica de la atmósfera, polo positivo y negativo; entre ellas se cruzan y entrecruzan constantemente en un sentido o en otro las corrientes evolutivas o decrecientes.

Precisamente ha surgido esto porque si la primera es una ley social, no ha podido desligarse de su precedente económico, y ha precisado de éste para su inmediata realización y para mantenerse en el curso de la historia. En esto me inclino en el sentido que propugna Marx en su *Manifiesto comunista*, cuyas palabras transcribo al final de este prefacio. Estoy convencida de que la economía es el eje de los pueblos, porque ha surgido con el mundo, y su propia iniciación está perdida en la noche de los tiempos, pues lo mismo en las sociedades comunales primitivas que después, cuando el predominio de una clase representa el predominio de un interés económico sobre el o los contrarios, es una realidad con la que hay que contar en todos los procesos.

Por esto el concepto materialista de la historia, que precisamente por ese excesivo materialismo ha sido rechazado en nuestros días por los propios socialistas teorizantes, es para mí innegable. El examen breve que haré de los hechos históricos y de sus móviles contribuirá en parte a darnos la razón.

Termino, pues, con las palabras de Marx, en las que se inspira no sólo este folleto, sino mi propia existencia:

«La ideología de una época es el reflejo de su economía; la moral, creación del medio; el derecho, consagración de las relaciones sociales creadas por el régimen de propiedad; la civilización, resultado de las fuerzas productivas en acción; en suma, que el factor decisivo de la historia es la economía».

Diferencias entre eugenesia y limitación de la prole

Aunque la eugenesia, como principio de índole física y moral a la par, tiende indirectamente a la limitación de la prole, lo hace obedeciendo a medidas sanitarias, de higiene sexual, de prevención en el logro de nuevos seres. Pero, sin embargo, al hablar de eugenesia no hablamos exclusivamente de la limitación de la prole. Porque, como se ve en el folleto *El problema eugénico*, en que someramente se analizan estas cuestiones, la limitación es la medida radical inferior a la esterilización, y propia para personas conscientes de la gravedad del problema, y que saben, por tanto, al hablar aquí de limitación de la prole que empleamos estos términos con un sentido puramente económico, incluyendo este sentido como causa inicial de todo desarrollo.

La eugenesia es, pues, una serie de problemas y de medios, más o menos radicales, de contribuir a la mejora de la raza. Ahora bien; la eugenesia, por cruel paradoja, se encuentra con que es el lujo que pueden permitirse los ricos. ¡Qué adelantan los proletarios si, aun siendo lo suficientemente sanos y capaces de dar al mundo generaciones más aptas, fuertes e inteligentes, no cuentan ellos ni en el Estado con medios de atender a su mantenimiento y a su subsistencia material y moral...!

De aquí que la eugenesia, probablemente de menos aplicación y de menor gravedad en el proletariado consciente, que sabe preocuparse de la inminencia y de la necesidad de cumplir los deberes que ha contraído respecto de la especie, sea por el contrario más necesaria entre los ricos, donde la molicie y el dinero han dado lugar al florecimiento máximo del vicio.

Ahora bien; si actualmente se plantea la urgencia de una limitación de la prole por cuestiones sanitarias, cuestiones que no son sólo del presente, sino que persistirán en lo futuro, ahora es necesaria una limitación por móviles económicos y de subsistencia, que es de esperar que las revoluciones sociales del porvenir contribuyan a que desaparezcan, capacitando, por tanto, a los seres humanos, definitivamente equiparados a no tener otra finalidad ni otra limitación que la de la mejora de la especie.

La limitación como medida eugénica

Hemos visto cómo dentro de las generalidades del tema, esbozado en el punto exterior, hay una limitación de carácter eugénico de un fondo sumamente variable, toda vez que la eugenesia, si quiere adaptarse a las contemporáneas circunstancias y ser lo suficientemente maleable para no estar fuera de actualidad en lo futuro, no puede dictar normas con carácter genérico ni específico para la especie, ni para determinados grupos; teniendo que limitarse a ser una dirección amplísima, en la que la personalidad de cada individuo pueda ir, tan sólo por sus condiciones, a un encasillamiento que la mayor parte de las veces será casi exclusivamente personal, pues sería muy extraño el caso de hallar dos o más individuos totalmente parejos en inteligencia, sentimientos, capacidad sexual, etc. Por tanto, la limitación eugénica reviste las más múltiples variedades. No puede decirse con un carácter taxativo: a todos aquellos que no reúnan condiciones de sanidad no les es dable tener hijos. Hay que analizar caso por caso, punto por punto, particular o públicamente, y poner remedio a los casos en que sea factible la mejora o la curación, y eliminar definitivamente aquellos totalmente perjudiciales al desarrollo de la especie.

La limitación juzgada como medida eugénica es una generalidad que no debe tomarse estrictamente como figura en el enunciado; también sería igualmente absurdo que afirmáramos: la esterilización como medida eugénica, toda vez que esto no puede ser más que un medio preventivo de mayores males, si los individuos que puedan causarlos no están dotados de la suficiente consciencia para rehuirlos con su propia voluntad. La limitación y la esterilización como medidas absolutas serían perniciosas por cuanto tenderían a matar el libre albedrío del hombre, al que se le señala un camino, que debe tener la suficiente voluntad para seguir, y que, caso de no haberlo seguido, solamente se le pueda obligar, por la fuerza, a base del principio de que el mal de toda sociedad, de alguna de sus clases, o simplemente de un número mayor de individuos que salgan perjudicados, es lo suficiente para que la sociedad tome cartas en el asunto y se encargue de evitar este mal, aun con perjuicio individual, porque en los principios clásicos del derecho penal, mantenidos, defendidos y aceptados por todas las escuelas como irrefutables, se declara: «El mal mayor o de los más está siempre por encima del mal de uno o de los menos».

La limitación como medida social

La dificultad de desenvolver este epígrafe se encuentra en el término que lo clasifica y distingue: social. Es un vocablo que ocupa un punto intermedio entre eugenesia, juzgada como mejora de la sociedad, y economía, indicada como solución de problemas sociales. La limitación como medida social obedece, por tanto, a dos móviles: es eugénica, por cuanto a la sociedad perjudican las desviaciones, y, al propio tiempo, las malas generaciones de nuevos seres que advienen a la lucha; es medida económica, porque la sociedad se siente aliviada de un enorme peso con la solución de cada uno de los problemas que se le presenten.

Ahora bien, hay una enorme diferencia, que ya hacíamos notar en el prefacio de este libro, en la importancia de los preceptos naturales y de los económicos: la eugenesia, como principio natural, es perenne, constante, intransformable, porque toda la humanidad tiende siempre, más o menos indirectamente, al bien, y, por lo tanto, irá siempre a la mejora racial; en cambio, la economía, como principio artificial que, sin embargo, intenta imitar en todos sus procesos a las leyes naturales, se da con diferentes caracteres en la histona de los pueblos, le hacen variar su concepto las revoluciones o cambios bruscos en la conciencia de las naciones, y por consiguiente, toda su actividad, aunque muy extensa, se limita tan sólo al campo del presente.

En economía, no juzgada abstractamente, sino como cúmulo de futuras relaciones sociales, nadie puede predecir el porvenir, los cambios de criterio de las nuevas generaciones, y, naturalmente, si la limitación eugénica es eterna e inmutable, esta limitación económica es actual y transformable, sin que esto quiera significar que debemos prestarle menos interés; todo lo contrario, porque por ser precisamente característica de nuestros días habremos de resolverla con mayor intensidad y premura dentro de nuestros medios, para facilitar la evolución que se opere, y de este modo capacitar a la humanidad en general para entrar en la siguiente etapa social.

La limitación como medida económica

Después de lo ya indicado en anteriores párrafos, poco más queda que añadir aquí. Con esta limitación se pretende regular, resolviéndolo, el problema intenso, como de actualidad palpitante, de la imposibilidad de la subsistencia del proletariado, que, aun eugénicamente capacitado para ser espléndido tronco de nuevas generaciones, se encuentra imposibilitado para mantener, no ya el número de seres a que su capacidad le condujera, sino aun los juzgados como más corrientes dentro de la procreación normal de los matrimonios. Ahora bien; ya veremos en la segunda sección de este trabajo cómo no estamos más que cumpliendo una etapa del ciclo, cómo las causas de este desarreglo se encuentran más hondas en la injusticia social, que ya representa la existencia del capital, vinculado a una clase social determinada. Pero, hoy por hoy, aunque más tarde investiguemos los hechos para derivar de nuestro razonamiento histórico la táctica que debemos seguir, no tenemos más que luchar con inmediatas realidades. Por ello este movimiento de limitación de la prole, en evitación de futuros males que a ésta se le presenten, agravando el problema del trabajador con el ofrecimiento de mayor número de brazos que dificulten la salida de este enorme atolladero y el tránsito a la nueva etapa que todos esperamos con afán, debe ir unido, en tanto, a una mejora por la asociación, mejora lenta que vaya al propio tiempo facilitando el camino para las direcciones revolucionarias del porvenir, con el fin de que al menos se capacite totalmente al obrero dentro de la situación actual para poder tener un determinado número de hijos a cierta edad de su existencia, ni muy joven, ni extremadamente viejo, programa mínimo que ahora debe ser nuestra aspiración, sin perjuicio de esas más intensas reformas sociales futuras, en que, como veremos también al llegar a los hechos de las revoluciones sociales, la subsistencia de los nuevos obreros o trabajadores, incluyendo en este título a todos los ciudadanos sujetos a la ley obligatoria del trabajo dentro de los medios que cada uno desarrolle, esté a cargo del Estado, único responsable de las generaciones venideras, ya que él habrá de ser también en el régimen que advenga quien, poseyendo el capital y los medios todos de producción, se aproveche del trabajo desarrollado por los ciudadanos.

La importancia económica de este aspecto

No tenemos en realidad por qué hacerlo resaltar aquí. Creemos suficiente lo expuesto para que a ninguna mente de un trabajador consciente se le escape la importancia del problema, el deber que todos tenemos de contribuir a facilitar la obra de las revoluciones, tanto políticas como sociales, dentro de un reformismo paulatino, en el que, si bien nosotros vayamos exigiendo al Estado medidas en determinado sentido, legislaciones protectoras, retiros, seguros, etc., vayamos a la par amoldándonos a las circunstancias para que se restablezca el equilibrio.

Se ha dicho que las revoluciones prodúcense por exceso de miseria y de agonía. Esto no es un hecho comprobado. Entonces, advienen las revoluciones fracasadas, las que vuelven con carácter político o social momentáneo al primer estado de equilibrio, o que caen en el punto opuesto.

Las revoluciones, etapas indispensables de la existencia humana, son cada vez más civilizadas, más conscientes. Que las revoluciones, de ser guiadas por los instintos bárbaros de sus propulsores, pudieran triunfar por estos medios no acredita que las de hoy, las de mañana, hayan de ser así, pues habrían de ser meditadas, conscientes, seguras.

No volveremos a incurrir en otra revolución como la de la *Commune* de París de 1871. Entonces el pueblo parisién, llevado a la miseria y al horror, contribuyó a ese movimiento revolucionario que fracasó por carencia de una fundamentación sólida. Necesitamos que las nuevas revoluciones se realicen en un plano de evolución social, sin que ello quiera significar, porque sería paradójico, que la revolución hubiera de valerse de medios educativos para triunfar; su propio significado, revolución, es sinónimo en nuestra moderna terminología de violencia. Hemos hablado de evolución social porque debemos figurarnos el mundo como una esfera mantenida en el centro de una larga barra, sostenida ésta en su medio por un soporte. Los vientos de la opinión llevarán a la esfera a un extremo o a otro de la barra, que se inclina a cada lado. En uno está la tendencia individualista y burguesa; en otro, la socialista o proletaria. Si cuando llega el momento del horror y de la agonía del proletario es indiscutible que es porque éste se encuentra con la esfera en el mismo extremo del individualismo, será absurdo pretender hacer desde este polo la revolución. Lo más que se puede lograr si la fuerza es poderosa es dar la vuelta a la barra y volcar la esfera en un caos desorganizado; pero, invariablemente, la esfera quedará en el mismo extremo individualista, ora esté encima, ora debajo de él. Si, por el contrario, queremos que la revolución se efectúe, nos será más fácil llevar la esfera paulatinamente al punto medio, y una vez allí, impulsar la opinión de tal modo que los vientos que la muevan dirijan la esfera rápidamente por la pendiente resbaladiza hacia el extremo contrario.

Este habrá de ser el significado económico de las revoluciones futuras. Tened en cuenta, obreros que me leéis, que las revoluciones que hasta aquí se han registrado en la historia han sido, salvo la de la *Commune* y la rusa, burguesas, y por consiguiente, como en la escala social (aristocracia, burguesía y proletariado) esta clase ocupa un tercer lugar, a nosotros habrá de correspondernos el preparar las revoluciones del porvenir. Ved el fracaso de la *Commune*, derivado de la falta de meditación, de comprensión, de que la esfera humana no podría salvar en unas horas la enorme distancia que separa un polo de su extremo.

Ved la Revolución rusa, y con todos sus defectos, con todos sus inconvenientes, reconoced, sin embargo, que existía ya en Rusia, latente, un hondo sentido social, y, más que social aún, comunal, en la institución tradicional del *mir* entre los labradores rusos.

Existía un desprestigio de las instituciones burguesas tal, que la esfera misma se inclinaba hacia el polo social. Y, por consiguiente, si la labor de Kerensky y los socialistas fue violenta, inmensa en el terreno político, tanto sus disposiciones como las posteriores de Lenin no hicieron más que concretar el sentir de una mayoría popular.

Mientras no hayamos conquistado esa mayoría, procedimiento democrático demasiado lento, y que a mí, por ser joven, me repugna en principio, o mientras, por el contrario, no nos hayamos dotado de fuerza y seguridad, no de desesperación y de angustia, la revolución NO SERÁ.

Y nosotros necesitamos poder decir en un momento dado, parodiando a la divinidad judaica: *Fiat lux* (hágase la luz)..., y la revolución fue hecha.

LAS DOS LEYES ECONÓMICAS. POBLACIÓN Y PRODUCCIÓN

Origen de la ley de la población

La potencia de multiplicación surge en la vida orgánica y puede considerarse infinita. Una planta de tabaco produce doscientas sesenta mil; un tallo de adormidera lleva treinta y dos mil semillas; un olmo da cien mil al año; un pie de viña puede tener hasta dos mil uvas; una abeja, seis mil, y un par de arenques, en dieciséis años, está en condiciones de poblar todos los mares. Esta multiplicación virtual no es jamás una realidad; tanto en el reino animal como en el vegetal se desencadenan las terribles luchas por la existencia, por la conservación, por la conquista de alimentos en el espacio, ya entre los de una especie, ya entre los de dos o más distintas.

Vemos, pues, cómo esta ley de población tiene un origen biológico. La naturaleza, al dotar al macho y a la hembra de la facultad de reproducirse, lo ha hecho pródigamente. Lástima grande que no haya sucedido lo mismo con los medios de producción que no son suficientes para garantizar el libre desarrollo de los gérmenes de todas las especies.

En cuanto al hombre

También el hombre tiene la posibilidad de desarrollarse y reproducirse hasta el infinito, como se ve cuando tiene una pequeña facultad de desarrollo. Así, en los países nuevos, allí donde abundan las tierras y son suficientemente fértiles, la población aumenta inmediatamente con tanta mayor rapidez cuanto mayor es la recolección que se hace; cuando se extiende el cultivo de nuevas plantas nutritivas, cuando se fundan nuevas industrias, progresa, en suma, la producción, y los huecos producidos por epidemias o guerras se llenan con máxima facilidad.

Este aumento de población así realizado en esos pueblos nuevos estaba en relación con el aumento a su vez de la propia producción. Así vemos cómo en todos los pueblos, entre los egipcios, por ejemplo, era venerado Osiris, porque les dio a conocer el cultivo de los cereales, como entre los caldeos y asirios Oannes, por la misma razón. En todos los casos, pues, el culto existe, pero respecto de los alimentos, de todos aquellos que facilitaban la subsistencia.

La fábula del maíz

El mito del maíz se conserva entre los pieles rojas y los indios como una divinidad. Corría sobre él la llamada leyenda de Hiawatha, admirablemente versificada por Longfellow, según la cual, Hiawatha, uno de los jefes y profetas del pueblo, marchó un día por inspiración divina a recluirse en un intrincado lugar de la floresta y a permanecer en él, ayunando siete días en beneficio de su pueblo. Cuando más débil yacía aparecióesele con figura real un joven bello, cuyos vestidos amarillos y verdes se identificaban con sus gallardas plumas. Le incitó a la lucha; Hiawatha respondió, y a cada golpe cruzado crecían su vigor y su fuerza, hasta que llegó la hora del crepúsculo, y el joven se esfumó en el aire. Durante siete días se repitió el prodigio. Al fin, el séptimo, el joven se presentó: «Ah, Hiawatha —le dijo tristemente—, hoy voy a ser vencido por ti. Cuida de enterrarme y de lanzar al viento mis vestidos y mis plumas; cuida de que no me devoren los cuervos; ven todos los días a mi tumba y riega la tierra que me cubra. Y ahora ven y lucha conmigo». Y salió Hiawatha, y a pesar de estar ya materialmente extenuado, logró vencer a su asombroso enemigo, y ejecutó con él cuanto le habla ordenado. Un día y otro, hasta que transcurrió un año, fue Hiawatha a cuidar la tumba del joven; sobre ella crecían ahora unas plumas verdes y amarillas, como las que él había ostentado en vida sobre su cabeza. Al cabo del año, Hiawatha, para limpiar la tumba, cortó las bellas plumas, y de ellas brotaron los granos dorados y brillantes del maíz. Hiawatha, que tornó a ayunar otros siete días junto a la tumba del joven, se alimentó sólo con esos granos, que le renovaron su vigor...

Y así entró el maíz en el terreno de los indios, según expresa poéticamente la leyenda.

Las dos leyes económicas fundamentales

La producción de hombres y de elementos esenciales para la subsistencia de éstos obedece a dos leyes económicas, o son manifestaciones antagónicas del sistema económico vigente. Separan este sistema los factores de la producción, estableciendo una raya divisoria entre el capital, la tierra y el trabajo, reteniendo el crecimiento de la producción agrícola y exaltando la industrial y comercial. La ley de producción tiene, por tanto, un doble aspecto. Uno es el de la producción del hombre; otro, el de la producción de lo que el hombre necesita para subsistir. Entre éstos figuran indiscutiblemente con carácter esencial los alimentos; pero no son éstos por sí mismos los que proporcionan los únicos medios de vivir; el hombre culto, que tiene educación más refinada y moralidad más elevada, no puede satisfacerse solamente con ellos. El hombre pasa en esta etapa de evolución por diferentes grados: el primero es el que tiende a satisfacer necesidades perentorias de la existencia, después en las cosas antes superfluas, más tarde exigibles, y luego en el arte, en la ciencia y en la literatura. Tal es el grado de evolución que sigue el hombre preparado para comprender la importancia de su misión en la existencia, y tal es el que debe ser la norma más poderosa para tender a la reducción de creación de nuevas necesidades con el anticuado sistema familiar, si no se quiere descender de estos planos más elevados.

La ley de la población no es, por tanto, eterna e invariable. Si nos preocupamos de este fenómeno, veremos que la propia producción agraria se desarrolla lentamente; pero no por culpa del pueblo, sino por toda una serie de instituciones que dificultan su completo aprovechamiento.

Muchas tierras son abandonadas voluntariamente; otras se dan a renta por breve plazo, y de este modo se las esquilma, sometiéndolas a un trabajo excesivo; otras se cultivan por asalariados, que no tienen el menor interés en perfeccionar los frutos de la tierra.

De aquí que la producción agraria, elementalmente indispensable, esté muy por debajo de sus límites naturales.

Por el contrario, en el otro extremo, observando cómo las clases pobres se multiplican con gran rapidez, en tanto que las ricas manifiestan una progresión más lenta, no es este aumento el resultado de la naturaleza fisiológica del hombre, sino el de la ley económica, que lo condiciona. La influencia que sobre él pesa no es ya natural, sino social. Los países que han llegado a un mayor nivel de civilización han avanzado un tanto por ciento de aumento más exiguo en su población, y hay algunos, como en el caso paradójico de Francia, en que la población no sólo no crece, sino que se estaciona y aun disminuye.

Estas son las dos leyes inevitables, polos opuestos, en torno a los cuales gira inconsciente la vida del hombre, ya inclinándose de un lado, ya del otro, pero siempre en perjuicio propio.

Causas de la situación económica creada por estas leyes

Investiguemos las causas. En primer lugar, la población es una ley y posición demográfica imposible de arrancar del caparazón social. Se trataría con ello de cometer un crimen de lesa naturaleza, privándole de sus facultades reproductoras. Es, por lo tanto, una ley natural, y obedece a causas totalmente naturales.

Ahora bien; en el factor opuesto, no de la población, sino de la producción, encontramos ya causas equívocas y dobles, porque si bien ello está sujeto por su origen a las fuerzas naturales, existen las causas a que yo hacía antes mención al referirme a la entrega o al cultivo que se hace de las tierras, donación y cultivo que son los que más perjudican al desarrollo agrario y, por consiguiente, industrial. Pero sobre todas ellas nos encontramos con una causa general. Utilizando el método lógico de las concordancias, y observando que en todos los fenómenos de esta índole se produce siempre un punto inicial común, el sistema económico del salariado, nos vemos obligados a declararle causa única y absoluta de todo el desarreglo existente. Vemos aquí cómo el simple problema de una ley de producción y población se vincula ya con la enorme injusticia de las castas sociales y del reparto desigual de la riqueza y de la propiedad. De aquí que esto sólo sirva para atarnos en nuestro futuro estudio, porque si bien en la eugenesia cabe hablar con todo rigor, ya que es algo consubstancial con el individuo y a lo que éste puede contribuir con sólo su esfuerzo, aquí es preciso, por el contrario, lamentarlo y verlo todo desde un punto de vista más amplio y comprensivo de sana tolerancia, ya que por encima de las injusticias de los padres de traer al mundo un número de hijos, que son incapaces de mantener, está la enorme injusticia social sobre la que ha tenido y tiene su base la sociedad actual orgaanizada, y de la que se derivan todos los daños que la emponzoñan.

El salariado. Su origen y desarrollo. Historia

Como la vida del hombre se compone toda de deducción constante, aquí, al tener que analizar el concepto y orígenes de esa odiosa institución económica que se llama el salariado, nos vemos obligados a recordar el origen y las causas que motivaron su nacimirnto.

Así vemos que en los primeros tiempos tropezamos con un comunismo inicial y absoluto. Este no es más que un resultado de la pureza inicial de la conducta humana, no viciada por los conocimientos, sino atraída por la luz de la justicia... Desgraciadamente, a través de esos pueblos ha existido siempre una característica típica de ingenuidad que motivó que los más inteligentes, por ser más hábiles, fueran logrando por el robo la acaparación de la riqueza. En estos pueblos casi puede decirse que surgió al mismo tiempo la monarquía, ya que ésta y el capitalismo son dos buenos compañeros, de cuya existencia conjunta dan fe los actuales momentos. Como los hombres no han logrado nunca la equiparación en cuanto a su casta intelectual, había en sus primeros tiempos, como ahora, hombres más o menos inteligentes, y los reclutados entre los primeros, elegidos por otra parte entre quienes por su edad parecían o debían acreditar mayor experiencia, eran encargados de regir los destinos de la tribu y de deliberar sobre lo que creyeran más conveniente para sus intereses. Claro es que como también había hombres inteligentes, pero jóvenes, que no podían figurar en la pléyade de ancianos, éstos eran los que mantenían vivo el espíritu gregario del pueblo, y hacían que éste en las cuestiones políticas y de alto gobierno diera su opinión en aquellas asambleas magnas, verdaderas Cortes del pueblo, celebradas al aire libre, o en torno a la tienda de los jefes. De aquí que su capacidad estuviese limitada casi en absoluto, en cuanto a su propia iniciativa, a los asuntos civiles o penales, esto es, puramente judiciales. Pero como frecuentemente las discrepancias de criterio no se resolvían por mayoría, quedando siempre la minoría, aun en el caso de hacerse de este modo, descontenta del procedimiento empleado, habiendo algunas veces empate de votos o de criterios, se vio la necesidad de un juez imparcial que dirimiese con su voto todas las cuestiones; y después de su profunda y meditada selección, surgió el juez, el número impar, y éste en su evolución posterior se transformó en el rey, rodeado de consejeros; y palatinos más tarde, y de sus ministros en la actualidad. Y como las normas de este o de estos jueces eran ley, ellos mismos se iban procurando su riqueza a costa de los sacrificios y dádivas del pueblo, y de este modo el pueblo se achó sobre si el doble yugo de la monarquía y del capitalismo, del que aún no se ha liberado totalmente.

De la esclavitud al proletariado

Ya en otro trabajo mío, *La sociedad heril*, hacía referencia a los orígenes de la esclavitud, que es la fuente inicial en que más tarde podemos hallar el fundamento del salariado, institución económica de forma más moderna, pero de espíritu, si cabe, más rancio y opresor. Las luchas con otros pueblos; el secuestro de hombres sanos; el transporte de los heridos con el fin de obtener un rescate, las más de las veces no logrado, obligaron a todos los pueblos a emplear a sus prisioneros en labores útiles de las cuales irse descargando paulatinamente. En este sencillo hecho de sobra de población, con el coeficiente que prestaban los prisioneros y dedicados a un trabajo, empezó el que los jefes que habían logrado mayor número de prisioneros o esclavos tuviesen más tiempo y más comodidad, más capacidad para adquirir y para imponerse sobre sus compañeros de patria, con lo que había ya empezado a cebarse la injusticia social. Faltaron prisioneros y redújose a esclavitud a aquellos a quienes su inconsciencia o sus fatigas habían conducido a las más bajas miserias sociales. Fue aquella en progresión creciente, y el avance del capital, al cerrar las puertas a todo movimiento de reforma del obrero, cogió entre sus poderosos tentáculos a toda una masa por una evolución errónea, condenada a la escasez y a la miseria.

Reacciones de la sociedad

Esta tremenda situación, en la que el obrero se ha visto y se ve incluido, fue la que provocó reacciones en unos cuantos seres dotados de una exquisita sensibilidad y que comprendieron, aún más que el dolor de la situación creada, la injusticia de su formación. Ahora bien; estos primeros defensores de la causa de la justicia hallaron, sin embargo, mal ambiente para sus prédicas, y hasta amigos suyos y compañeros en las ramas que cultivaban del saber solían oponerse a estas exquisiteces, propias tan sólo de un espíritu elevado. Tal el caso de Platón, defensor de las clases humildes, y el de Aristóteles, que no sólo juzgaba necesaria la esclavitud, sino que la creía «la única profesión digna de aquellos que la ejercían, y que carecían de sentimientos y hasta de inteligencia».

La situación así creada se agravó por la conducta empleada por aquellos primeros proletarios, en su mayoría inconscientes de la honda responsabilidad que contraían, y que se decidieron de esta suerte a lanzar al mundo enormes cantidades de proletarios, cada vez más desgraciados, más obligados por la creciente masa de población, a mantener una lucha titánica contra la opresión capitalista, y en la que fatalmente sucumbían más tarde o más temprano. Esto fue lo que motivó otras reacciones positivas, que pretendieron hallar el germen del remedio de la situación proletaria en una limitación de la población, cuyo contingente ellos aumentaban de ese modo, y para ello se trató por cerebros como el de Malthus de nivelar al proletario y su producción, con el fin de que más tarde las revoluciones sociales, tanto ideológicas como llevadas a la realidad, pudieran tener más expedito el camino para llegar a la redención de una masa de proletarios, que hubieran comprendido que ínterin estuvieran condenados a una explotación bárbara, no tenían derecho a traer al mundo, para someter a idéntica explotación a nuevos seres, y que estuvieran decididos una vez liberados de la opresión torturante del capital, más difícil de arrancar de la explotación esclavizadora, a poder satisfacer, a la par que sus deseos, sus naturales anhelos de emplear sus energías en la producción de nuevos seres, estando en condiciones de redimirlos de la vida de fatigas y privaciones, y no condenarlos de nuevo a mantener y ayudar a las necesidades de la casa apenas tenían y demostraban habilidad para cualquier profesión, segando de este modo en flor el desarrollo moral e intelectual del niño.

Es interesante para todos conocer la inmensa labor que desarrolló Malthus, las ventajas y defectos de su teoría única, que nosotros expondremos aquí, por la justicia de sus asertos y la veracidad de sus postulados.

EL MALTUSIANISMO

Malthus. Su vida

Tomás Roberto Malthus fue un pastor protestante nacido el año 1766. Durante su juventud trabajó sin fatiga, tratando de investigar en la dura ley humana qué había contribuido a la desigualdad de las castas. No se sabe si Roberto Malthus llegó a comprenderla en toda su extensión. Pero, comprendida o no, Malthus propuso una solución, solución brusca, dura, cruel, pero no metodizada, sino producto tan sólo de su ingenio, decidido a arrancar todos los males que emponzoñaban la sana naturaleza de la sociedad. Malthus expuso su opinión sobre la desigualdad de castas; acaso por estar preocupado con ese cúmulo de pequeños problemas que tienen solamente una causa común, se limitó a analizar y escudriñar en la aparente paradoja de que, no obstante haber aumentado el comercio y la industria como nunca, la mayor parte de las grandes masas de la población inferior, cuyo número se iba sin acrecentar, vivía en la estrechez y en la miseria, y cómo en las ciudades, en pleno crecimiento, la riqueza se iba acumulando en manos de la clase empresaria. Complejísimo el problema. Roberto Malthus no llegó históricamente a su causa inicial, y dedicado sólo a comprender la inminencia de la desaparición de este mal, hizo en 1798, esto es, contando treinta y dos años, su *An essay on the principle of population and its effects on the future improvement of society* (*Ensayo sobre el principio de la población y sus efectos sobre las mejoras futuras de la sociedad*).

Las opiniones expuestas en este libro tenían gran crudeza, pero muy escasa cimentación, y frente a él se alzaron imponentes adversarios, hasta que el autor, cinco años después, publicó *An essay on the principle of population or a view of its past and present effects on human happiness* (*Ensayo sobre el principio de la población, o revista de sus efectos pasados y presentes sobre la felicidad del hombre*).

Esta fue la obra definitiva de Malthus, que ha llegado hasta nuestros días. A partir de este momento, Malthus se dedicó probablemente a reforzar su teoría en el estudio, a acumular argumentos e incluso a hacer propaganda de su doctrina. Nada más se vuelve a oír de él. Toda la obra de su vida, dada en plena madurez, es única, aunque de trascendental importancia.

Malthus muere ignorado en Londres, el año 1834, esto es cuando contaba sesenta y ocho años.

Sus teorías. La ley de la población

Este fue el primer punto tratado por Malthus en sus dos obras. De acuerdo con la época en que esto se había desarrollado, tanto los mercantilistas como los fisiócratas habían creído que una población numerosa era la base de toda fuerza de un Estado y de toda riqueza pública, y dedicaron todos sus esfuerzos a cuanto coadyuvara al crecimiento de aquélla. También el propio Adam Smith reconoció en ciertos momentos que era acertado este punto de vista, aun rechazando, al igual que la mayoría de los fisiócratas, las disposiciones que los mercantilistas exigían, ya que Smith postulaba la teoría de que, aumentándose la población, sin traba ni cuidado alguno por parte del Estado, la propia naturaleza se encargaría de limitarla, reduciéndola a sus justas proporciones. Pero Malthus se basó en esta experiencia para afirmar que, dejando a la población que creciera sin más límites que los impuestos por la naturaleza, se iría a un rotundo fracaso, porque por ley de la naturaleza misma la población tiende a crecer en una escala mayor que la necesaria para el buen desarrollo económico, existiendo siempre el peligro de una «superpoblación». Malthus sirvió para dar a Carlos Darwin la base para su doctrina sobre la selección de las razas, sobre su procedencia y sobre su desarrollo natural, que luego habría de dar el vástago metódico y moderado del eugenismo de Galtón.

Afirma Malthus, como única y posible realidad, que en todas partes, apenas las circunstancias son favorables, la población toma un rapidísimo incremento. En los Estados Unidos norteamericanos la población se ha duplicado por su sola fuerza en veinticinco años; pero la vida se ha hecho tan intensiva, que para atender al desarrollo de toda esa enorme población ha sido necesaria esa edificación moderna del rascacielos para elevar sobre la menor cantidad de terreno posible el máximo número de viviendas.

Esta parte de la teoría está resumida en una de las frases típicas de Malthus: «Con prodigalidad siembra la naturaleza la semilla de la vida en todas las series orgánicas; pero es avara en la asignación del alimento. Los gérmenes que nos da cada año la tierra podrían llenar en pocos siglos millones de universos, si les fuese permitido un desarrollo general; pero el cetro férreo de la necesidad les marca determinadas fronteras que ni el mismo hombre puede con el esfuerzo de su inteligencia destruir».

Obstáculos preventivos

Frente a esos obstáculos que Malthus califica ya de índole represiva elabora otros preventivos, esto es, que hayan de evitar la provocación de los primeros para eliminar males más graves.

Estos obstáculos son:

Racional precaución en contraer matrimonio.

Racional precaución en la generación de los hijos.

Continencia sexual.

Empleo de los métodos anticoncepcionales ideados por la química y la física.

Supresión de casamientos prematuros.

Tales obstáculos, que sufrieron los más duros embates, van lentamcnte imponiéndose, aunque al principio le valieran muchos adversarios aquellas frases duras: «Nadie tiene derecho a la existencia si no halla puesto su cubierto en el banquete de la vida. Es un crimen tener hijos si al propio tiempo no se les puede alimentar».

A base de estos obstáculos se ha elaborado la moderna tendencia, que ya incluimos en nuestro libro *El problema eugénico*, de que el aborto está considerado, así como la exposición de los niños, como una medida profiláctica y económica en Rusia, que se ha impuesto por la voluntad del propio Colegio de Médicos, y con la aquiescencia de las Cámaras en Noruega, y que en el anteproyecto penal presentado por Massaryk en Checoeslovaquia figura debidamente impune el aborto eugénico y el económico.

La admirable fusión de estas dos direcciones ha dado origen a las modernas tendencias, de un gran interés para nuestra ciencia, y que prueban que al fin las teorías de Malthus van logrando su fruto. Más adelante, al tratar del desenvolvimiento de tan extraña doctrina, analizaremos también otro hecho digno de consignarse: el que sea un Gobierno laborista en Inglaterra quien se encargue de legislar en sentido maltusiano.

Orígenes de la miseria

Este punto, que debía ser el más trascendental de su teoría, y aquel a que hacíamos referencia al empezar este estudio, están tratados por Marx con un carácter económico preferentemente histórico o sociológico, y, por otra parte, influido por su propio criterio. Es tal vez el único punto flaco de la doctrina de Malthus; mas hay que tener en cuenta que éste no trata del origen de la desigualdad de castas, sino del origen de la miseria, y si bien esa desigualdad es de origen mucho más remoto, la miseria propiamente dicha es una consecuencia más cercana a nosotros, como resultado de esa causa primitiva que sólo surtía efectos mediante su acción continua.

Afirma Malthus que estos obstáculos del insuficiente aumento de las subsistencias tienen carácter de fatales e ineludibles. Afirma que sus amigos pretenderán convencerle de que pueden roturarse terrenos vírgenes y mejorarse otros, empleando capitales más abundantes; pero esto camina con gran lentitud, en tanto que la población puede aumentar mucho más aprisa.

Malthus intenta en el prefacio de su obra condensar todo su pensamiento en una fórmula matemática: la población aumenta en progresión geométrica, esto es: 1-2-4-8-16-32, duplicando según su avance; mientras que la producción del suelo crece, a lo sumo, en progresión aritmética, como 1-2-3-4-5-6.

Por esto habrá de romperse antes o después el equilibrio. Esta fórmula tan combatida, no sólo la defendió Malthus como exacta en sus términos, sino que trató con ella de expresar prácticamente la prueba de su dirección.

Tal es la fórmula en que se basa Malthus para desarrollar su teoría, que completa con unos juicios pesimistas y escépticos sobre el proletario y su desarrollo.

Obstáculos positivos

Son éstos de índole represiva o positiva aquellos que se crean y desarrollan por la acción de la propia naturaleza, como la falta de subsistencias, las enfermedades que se ceban en el pueblo, las guerras entre las naciones que se disputan los territorios y, por otra parte, los obstáculos que aun siendo naturales por su desarrollo fisiológico, son anormales por sus causas, como el vicio y el libertinaje.

Con gran frecuencia, Malthus hace en sus obras historia de las epidemias que de vez en cuando diezman a la humanidad, viendo en ellas las trabas que la propia naturaleza se ve obligada a poner para limitar el crecimiento de la población. Así, recuerda el caso de los indios, que disminuían a consecuencia de las luchas que sostenían unas tribus con otras para apropiarse de las tierras más ricas en caza. Este significado primitivo de las primeras guerras, y que, por consiguiente, nos parece bárbaro, se perpetúa, sin embargo, hasta en los tiempos modernos. Hoy, en que se dice que la civilización es un hecho entre los hombres, éstos siguen luchando por una colonia fértil, por una salida al mar que les dé mayor capacidad para el comercio y por abrir nuevos mercados a la importación y exportación. Tal es el caso de Alsacia y Lorena, entre Francia y Alemania; tal el de esta última, cuando la Gran Guerra, en su afán de tener una salida al mar que la capacitara para poder, monopolizando también el comercio marítimo y hasta el campo de armamento bélico o naval, destrozar el prestigio hasta entonces inmune de Inglaterra de ser la reina de los mares, como la iba minando en sus otros prestigios de agricultura y especialmente en la producción fabril.

Más o menos rebozada, la lucha entre Alemania e Inglaterra, aunque Francia, por estar más cercana y tener con su vecina mayores resentimientos, sufriera aún más de cerca los resultados del gravísimo conflicto, no es otra cosa que una lucha de tribus indias, salvajes y bárbaras, por un terreno con caza abundante y regado por ríos que permitan la pesca más fácil.

Hasta para mayor analogía se repiten los fines. Alsacia y Lorena, fértiles en pastos, es terreno en gran parte suizo por su clima y su psicología, y, por consiguiente, productivo. La nueva salida al mar, punto desde el que no se facilitaría la pesca, pero sí el comercio, ese gran nuevo medio de actividad de los tiempos nuevos.

Habla asimismo Malthus de que entre los pueblos antiguos, como actualmente con más o menos recato, continúa la matanza de los enfermos, la exposición de los niños y el aborto. Aunque estos tres términos así enunciados parezcan de una crueldad refinada, y nos sea extraño creer que subsistan tal como en la antigüedad, veamos que en ese ciclo que recorre inevitablemente el mundo, hoy la eutanasia, esto es, el dar muerte al enfermo incurable, siempre que éste lo solicite, empieza a reconocerse no sólo como un hecho jurídico alejado del concepto del delito, sino como una garantía de los que hoy forman el conjunto de la vida del ciudadano. Hoy también la exposición de los niños, por injusticias de la sociedad, se lleva a efecto en las inclusas con absoluta impunidad de las madres, sí, pero con absoluta impunidad del género humano, que lo tolera, y en cuanto al aborto, nos bastará con leer estas páginas para convencernos de su existencia legal.

La asistencia a los pobres

Malthus se declara enemigo de esta asistencia que, de acuerdo con las *poor laws* (leyes de los pobres inglesas) obligaba a los párrocos a procurar ocupación a todo hombre apto para el trabajo y a mantenerlo entre tanto, procurándose los recursos para esta subsistencia por medio de contribuciones comunales. Dice que con esto se embota el sentido de la propia responsabilidad y se aumenta el funesto crecimiento del pueblo. Esto es absolutamente falso, pues en la mayoría de estos casos de miseria el hombre busca con mayor afán el único placer que halla a su alcance y fomenta de este modo en mayor grado la reproducción. Por otra parte, este simple hecho de la busca de ocupación es un deber que todos debemos tener, en tanto que no esté reorganizada la sociedad sobre nuevas bases. Suponía asimismo Malthus que era imposible mejorar la condición de la clase trabajadora atenuando la miseria, mientras la masa atrase y no cuente con una evolución de la cultura. Pero Malthus, que tan bien supo ver los hechos, no supo investigar en las causas. ¿Quién sino el patrono y el capitalista tienen la culpa de que siendo la jornada de trabajo excesivamente larga el trabajador no tenga tiempo ni para dedicarse a elevar el nivel medio de su cultura?

Afortunadamente, Malthus se equivocó en tan injustas apreciaciones, ya que ha bastado la todavía escasa vigencia de la jornada de ocho horas para que el nivel intelectual del trabajador se haya elevado extraordinariamente. Malthus no creía tampoco en la elevación de los salarios, ya que «esto —afirma— sólo serviría para proceder a un máximo desarrollo de la población». Sin embargo, como la elevación de los salarios y la disminución de la jornada van unidas a una cultura superior del obrero, éste va adquiriendo lentamente la consciencia de su paternidad y maternidad, y es probable que después de algún tiempo se llegue a los gratos resultados de que la población se estacione o crezca lentamente.

Tal es, en síntesis, la extraña doctrina de Malthus, que tan espléndidos resultados había de dar y que tanta trascendencia ha adquirido.

Precedentes y desarrollo posterior

A fines del siglo XVIII, nuestro Romá y Rosell, en su obra *Las señales de la felicidad de España*, planteó antes que Malthus el problema en los siguientes términos:

«Una de las obligaciones en que se halla constituida la naturaleza es la de que se vaya poblando la tierra hasta que no alcancen los alimentos, en cuyo cumplimiento se experimenta que, en llegando la población a aquel grado que es proporcionado, las producciones y la industria de un país ni aumentan ni disminuyen, y que en habiendo aminorado notablemente por las pestes, la guerra, el hambre u otras calamidades, luego que cesa la causa, redobla la naturaleza sus esfuerzos a proporción de los auxilios que le dan la agricultura, las fábricas y el comercio para reintegrarla de las pérdidas pasadas».

Pero aparte de que esta tesis optimista no es la pesimista de Malthus, aunque la tesis que sustenta para prueba parece más en ciertos momentos opuesta a la de Malthus, no cabe que exista plagio de la idea inicial ni aun del desarrollo, ya que la formidable teoría económica de Malthus llena por sí una edad, y en sus admirables vástagos extendidos por todo el mundo ha probado la necesidad y la injusticia de sus términos.

Desarrollo posterior del maltusianismo

Son sus primeros discípulos James Mill, Stuart Mill y Francisco Place, que intentan difundir la tesis maltusiana por Inglaterra. A este último se atribuye, en 1823, un folleto aparecido en Mánchester, que por lo avanzado de sus teorías en el ambiente conservador de Inglaterra recibió el nombre de *El cartel diabólico*. Este folletito contenía la enseñanza de las prácticas más higiénicas para limitar la natalidad, y estaba dedicado a los adultos de uno y otro sexo.

Este movimiento pasó a Norteamérica hacia el año 1830, cuando Robert Dale Owen publicó su obra *Moral Physiology*, en la que se habla de la doctrina de la contraconcepción. Hay otro autor, Knowlton, que describe los métodos anticoncepcionales en sus *Frutos de filosofía*.

A partir de este momento, la buena nueva se extiende, todo se multiplica, la tendencia encuentra cada vez más fervorosos defensores, entre los que se cuentan Carlisle, los Owen, Darwin, Spencer, Mrs. Bessant y otros.

Pero es en estos instantes cuando comienza una verdadera persecución por parte de las autoridades. Las ideas maltusianas infíltranse en todas las capas sociales, pero especialmente entre los intelectuales. Hay países que empiezan a promulgar leyes en contra de estas propagandas. Tal Nueva York, que incluye el *Birth Control* (limitación de la natalidad) entre los procedimientos obscenos.

Ahora bien; en estas primeras persecuciones surge la reacción por parte de los perseguidos, que, comprendiendo la necesidad de su unión, constituyeron las primeras ligas maltusianas.

Así nace en Inglaterra la primera en 1877, en la cual se elige secretaria a Annie Bessant; después se forma la siguiente en Holanda, y otra en Francia, con el titulo Liga para la Regeneración Humana, de la que fue *alma mater* el apostólico Pablo Robin.

Estas organizaciones celebran conferencias, congresos, se extienden hasta América, en donde las propagandas llegan a cuajar en el año 1914, con la primera americana del *Birth Control*, a base también de una mujer, Margarita Sanger, principal director del movimiento maltusiano en su país.

Va aún más lejos este movimiento, y crea las formas más nuevas y originales de su mecanismo con las clínicas, en las que se enseñan prácticamente los métodos anticoncepcionales; y se abre la primera en Holanda, después en los Estados Unidos y la tercera en Inglaterra, a partir de la cual estas clínicas se extienden rapidísimamente. A partir de la posguerra ha crecido el movimiento, y especialmente el número de revistas encargadas de su divulgación, celebrándose los congresos, como el del año 1899, con un éxito verdaderamente extraordinario. Después de este congreso los maltusianos trabajaron con denuedo para conseguir que en las leyes tomasen estado, debidamente autorizadas, la enseñanza y propaganda de las prácticas maltusianas, habiéndose reconocido este derecho en Méjico, en 1923, y en Inglaterra, en 1926.

Hoy las ligas constituyen una federación internacional cuyos fines son:

1.º Mostrar a los pueblos y a los gobiernos los daños de la sobrepoblación.

2.º Disminuir y eliminar el exceso de población por la difusión del conocimiento de los métodos contraconceptivos, que no deben confundirse con el aborto.

3.º Oponerse a toda legislación prohibitiva de la enseñanza de las prácticas anticoncepcionales higiénicas.

4.º Recomendar al cuerpo médico la enseñanza de estas prácticas, particularmente en hospitales, asilos y centros de beneficencia.

5.º Trabajar por el mejoramiento de la raza, permitiendo a los padres de familia restringir la prole al número de hijos que razonablemente puedan traer al mundo, teniendo en cuenta su estado de salud y sus medios económicos, y autorizándoles a abstenerse de procrear cada vez que una enfermedad hereditaria o de otra índole corriera el riesgo de convertir a los hijos en seres incapaces de subvenir a su propia existencia.

6.º Desarrollar el sentido de la responsabilidad sexual y disminuir así la propagación de las enfermedades venéreas, haciendo saber que la juventud debe concertar el casamiento en «edad temprana» (que no es lo mismo que precoz o prematura), sin preocuparse demasiado de su situación económica, ya que el *Birth Control* les permitirá limitar o evitar durante el tiempo requerido el número de hijos.

7.º Establecer un acuerdo internacional, solicitando de todos los gobiernos que presten la debida atención al problema de la natalidad en los diversos países, dictando medidas que eviten la sobrepoblación.

Tal es el desarrollo adquirido por el maltusianismo, en el que van comprendidas especialmente en los puntos 5.º y 6.º dos soluciones a los graves problemas eugénicos. Es, por tanto, el eugenismo el planteamiento del problema, y el maltusianismo, su solución inmediata, sin perjuicio de los propios interesados.

Otra reacción: la cooperación

Es interesante señalar, aunque dentro de una gran brevedad, por representar otro movimiento de reacción. Si bien totalmente ajeno a nuestra tesis, el nacimiento y desarrollo del movimiento cooperativo.

Este medio, del que los hombres se han valido para hallar una solución a los graves problemas que se les presentan, y que, sin embargo, resultó ineficaz aun dentro de su existencia, cada vez con mayor desarrollo, es una prueba o argumento más a nuestro favor y que fundamenta nuestra tesis, pues nos revela que aunque los hombres agotaron y aún emplean hoy todos los medios a su alcance para contribuir al remedio de su desgracia y de su miseria, estos remedios no eran los suficientes más que para aliviar su situación, pero no para resolverla, y porque, por otra parte, la cooperación tiene un campo muy reducido y sencillo, inadaptable a todas las múltiples consecuencias que se presentan en la existencia humana.

Su proceso y desarrollo

Dificil es analizar este punto tan complejo solamente en unas líneas. Bástenos saber que la cooperación más antigua y más sólida es la belga, aunque algunas la aventajen en adelantos y modernidad. Porque en Bélgica, en donde el movimiento obrero es el eje principal de la población, empezó por esta actividad de la cooperación, y cuando el movimiento sindical y socialista vino a la lucha, se halló fuertemente respaldado, creciendo uno y otro fuertes y vigorosos, hasta el punto de que hoy el gigantesco movimiento cooperativo belga es en absoluto socialista. De aquí la dificultad con que hasta ahora se ha tropezado en las relaciones internacionales, según hizo notar el Sr. Anseele, ayer muchachito empleado en los *Docks*, hoy ministro socialista de Bélgica, al decir que «la empresa ha sido audaz, porque partía de colaboradores belgas, que, todo el mundo lo sabe, son socialistas».

Los intereses de la cooperación, al ir opuestos por su misma naturaleza a los intereses privados existentes, están perfectamente encajados en los moldes del socialismo. Aquellos veintiocho *pioneers* de Rochdale, los primeros propulsores de la cooperación universal, habían declarado ya a la faz del mundo que la producción y el consumo con fines de interés general crearían un régimen superior al hoy existente. La semilla arrojada por los primeros cooperadores germinó y se desarrolló. Nacieron las cooperativas y se multiplicaron. En toda la historia de la humanidad jamás hubo una idea filosófica, un método de vida que realizara progresos tan grandes en un lapso de tiempo tan corto. Millones de trabajadores, intelectuales y manuales, se incorporaron ansiosos al movimiento cooperativo. La cooperación se ha impuesto.

Para comprender lo que el régimen de cooperación representa no necesitamos acudir a su gran teorizante, al maestro Charles Gide; nos basta ver uno de sus prácticos, el doctor King, el iniciador de la cooperación de consumo, que publicó, en Londres, un periódico, *El Cooperador*, a base de los principios siguientes: «Saber y unión son poder. El poder dirigido por el saber es felicidad. La felicidad es el fin de la creación». Principios sobre los cuales se organizaron estos movimientos realmente maravillosos por su patetismo y que están tan de actualidad entonces como ahora. Ved si no este párrafo, lema del periódico citado:

«¿Por qué se convierten en pobres las gentes? Porque han de acudir a la caridad o perecer de hambre. Y esto ha ocurrido de un modo tan general, que el jornalero independiente casi ha dejado de existir. El trabajador del campo, que en algunos respectos vive con menos coste que en la ciudad, que puede tener sus huertos y cultivar su tierra, es muy raro que ahora pueda vivir sin la ayuda de la caridad. La misma situación ha comenzado a perseguir al obrero industrial o fabril. Frecuentemente se queda sin trabajo un día o dos a la semana, o ve su salario disminuido. Si esto sigue, tiene que acudir al propio tiempo a la caridad. La cooperación tiende, por tanto, a evitar algunos de estos horribles males a que están expuestos los hombres cuando actúan aisladamente».

Con ello, los hombres condensaron técnica y explícitamente el principio de la sociabilidad humana, establecido desde los primeros tiempos a causa de la debilidad del niño y de la necesidad de seres que le rodeen y le suplan todos aquellos actos físicos y morales que él no pueda ejecutar. Los hombres, unidos por ley indispensable, ineludible, en esta humanidad, los ha separado, para hacerlos libres, esa misma ayuda mutua, única que puede redimirlos y ayudarlos a soportar el enorme peso de sus tribulaciones.

Su significado moral

Poco habremos de añadir a lo dicho al empezar este epígrafe. Ya los mismos párrafos antes copiados indican el verdadero significado de la cooperación. Se dice en ellos que ésta contribuirá a evitar «algunos de estos horribles males» y que puede «ayudarles a soportar el enorme peso de sus tribulaciones», esto es, que tan sólo son algunos males los que desaparecen y que solamente sirve para hacer más llevadera la carga. No elimina la causa inicial de estos males, ni los evita redimiendo en absoluto al obrero.

La cooperación, reducida sólo a las necesidades inmediatas, no comprende la gama de actividad del hombre, y resuelve únicamente determinados problemas. Ello prueba que al no ser suficiente se precisa de otro medio más radical. Algunos pensarán, y con justicia: ¿la revolución social? Sí. Pero aún hay otro antes, por el que nos atemperamos al presente y preparamos el advenimiento de ese futuro revolucionario. Y es el maltusianismo, la limitación de la prole.

LA CRISIS DEL PROLETARIADO. SUS DERECHOS Y DEBERES

La crisis total o en bloque de las facetas de la vida del proletario

Sí, antes, desde el momento del nacimiento de la clase proletaria, se pone de manifiesto la enorme crisis a que la conduce la desigualdad social en que se halla. Apenas la civilización avanza, los medios agrícolas, industriales, fabriles, etc., avanzan también las dificultades con que tropieza el hombre para su subsistencia. Porque es necesario que el hombre viva en el seno de una familia y que la sostenga, y cuando para ello es insuficiente el salario, muchos y gravísimos problemas, entre ellos los de la despoblación, la emigración, la desmoralización total de los individuos y de las masas, son problemas ante los cuales el Estado no puede cruzarse de brazos sin incurrir en enormes responsabilidades. Ahora bien: ¿cómo se ha llegado a este estado de cosas?

Kautsky lo explica suficientemente, y hay que reconocer la verdad de sus asertos:

«Luego que las máquinas fueron inventadas, los capitalistas, por instinto, adoptaron principios como los de la escuela de Mánchester, para lograr que las máquinas, más poderosas que el Estado, consiguieran esclavizar a los trabajadores. Bajo su influencia el operario no fue más que un agente secundario que antes guiaba el utensilio y después no hacía sino vigilar el mecanismo. Como el trabajo ya no requería con las máquinas tanta pericia, empezaron a admitirse a él, y hasta en algunos lugares fue sustituido el trabajo del hombre por el de las mujeres y los niños.

»A los pequeños industriales, hasta entonces sostén de bastantes miles de obreros dentro de su modestia, el maquinismo les hizo una competencia ruinosa. Como es natural, un dueño de la máquina trató y trata de extraer de ella un beneficio tanto más rápido cuanto más intenso; de aquí que la producción sea asimismo excesiva».

Aunque se disminuyera la jornada de ocho horas y se sustituyera por otra de seis, no se disminuiría la producción, porque con las máquinas nuevas se produce en cuatro horas lo que antes en doce.

La prohibición del trabajo a las mujeres y a los niños no aminora la producción, puesto que sobran obreros varones. Todo ello lo piden los obreros, y hacen bien; pero el remedio se encuentra por ahora en el salario, y para el porvenir, en la transformación radical.

El obrero no debe odiar la máquina porque crea ver en ella un nuevo obstáculo superior a sus fuerzas en su camino de redención; debe odiar al capitalismo, que se esfuerza en aplicar la inteligencia que paga y tiene a su servicio para buscar medios con que explotar con mayor comodidad al trabajador. Es doloroso que el progreso se ocupe hasta aquí de mejorar los útiles para la destrucción, en la guerra, y de perfeccionar los medios de explotación del hombre por el hombre. Pero ¿hemos de odiar por ello al progreso? No, todo lo contrario. Pongamos en nuestras manos la fuerza ejecutiva, tengamos a nuestro servicio las inteligencias privilegiadas, y veremos cómo las medidas progresivas se fraguan en beneficio nuestro. No existe hoy motivo de odio a la máquina en sí, sino una renovada inquina contra el capitalismo. La racionalización de la industria, otro medio por el cual se ha hecho perder el trabajo a muchos cientos y hasta miles de obreros, fatal consecuencia del avance de los pueblos, no debe ser motivo de que nosotros odiemos al poder de la inteligencia sobre la fuerza bruta, cualidad diferencial, específica del hombre, y, por tanto, más apreciable. Pero hoy nos encontramos con estas dos causas que agravan la crisis, y tenemos que afrontarlas para ver de llegar a una solución.

La crisis de alojamientos

Por si esto fuera poco, se advierte en la actualidad, precisamente en las grandes ciudades, otra terrible crisis, la de alojamientos. No ya una vivienda higiénica y confortable —utopías mayores hoy que las de Tomás Moro o Campanella—, sino ni una vivienda pequeña y económica se encuentra en el presente en el centro de la población. El proletario se encuentra reducido a emigrar a los barrios extremos o a permanecer en las partes más lejanas dentro del radio de acción de la ciudad, en míseros cuartos interiores, mal ventilados, húmedos, en casas de «corredor», de patios estrechos, de lóbrego aspecto. El proletario, a la vuelta de su trabajo, se encuentra en estas casas con un aire irrespirable, con un ambiente enervante y tóxico. Busca con placer el alejamiento de su hogar, se va a la taberna, a ver si encuentra ese tópico del que se han hecho eco muchos literatos, y que es, sin embargo, una gran verdad: «beber para olvidar». Con ello complica aún más su situación, pues disminuye el jornal, escasea el alimento de su mujer y de sus hijos, envenena su sangre, pudre la de la mujer y trae al mundo hijos con el germen atávico del alcoholismo o de la sífilis. De la crisis de alojamiento se deriva la degeneración del obrero actual. Sus hijos, criados en ese horrible ambiente, anhelando infantiles diversiones, acuden a las calles estrechas y polvorientas, como si fueran higiénicos parques, y adquieren en ellas naturalezas débiles, enfermizas; muchos no subsisten, los más enferman. Otro factor más que prueba la tremenda responsabilidad que contrae el hombre al traer al mundo tres, cinco, siete seres, que habrán de morir o vegetar durante varios años, infectados por todos los bacilos, en la más desoladora incuria y abandono.

La crisis de escuelas

Nunca se hablará bastante de esta crisis; nunca se hallarán, mientras no se imponga más honda transformación social, los medios para resolverla totalmente. Los hijos de esos proletarios, que, como todos, tienen derecho, cuando menos, a una elemental instrucción, se ven, sin embargo, rechazados del medio ambiente de la escuela, lujo realmente oriental que rara vez llegan a disfrutar. Malas, muy malas, son la mayoría de las escuelas oficiales, y no por incompetencia del profesorado, sino por falta de medios con que desarrollar su labor pedagógica; pero ni aun ese pequeño resquicio de instrucción se consiente al pequeño proletario. Habrá de permanecer infectando su cuerpo, corrompiendo su espíritu, degenerando su inteligencia entre el fango de la calle, escuela de todos los vicios, y cuando llegue a hombre, cuando empiece para él la terrible peregrinación en busca de trabajo, será un proletario peor, más inconsciente, más sin cultura, más incapaz, y en vez de cooperar a la redención de su clase, contribuirá a su ruina.

¿Hay derecho, padres proletarios, a contribuir a esta labor pésima para vuestros hijos y para las futuras generaciones?

Los derechos del niño

No quiero ni tengo espacio para hablar aquí de otras crisis parciales planteadas al obrero en general. Solamente es conveniente repetir aquí la pregunta: ¿tienen derecho los padres a contribuir de este modo, por su inconsciencia, al perjuicio de todos sus hijos?

Frente al derecho del padre, por muy sacrosanto, por muy respetable que sea, se alzan potentes los derechos del niño, del hijo, de ese niño cuyas garantías no son tan sólo las de un cariño sin límites y de una serie de sacrificios inútiles, único tesoro que le ofrecen a manos llenas los padres. Tienen derecho a una vivienda higiénica, a una alimentación sana, a una instrucción mínima. Tienen derecho a que se respete su desarrollo físico e intelectual y a que sus padres no se vean en la triste necesidad, apenas cumplen doce o catorce anos, de enviarlos al taller, de colocarlos de «botones», o de «chicos para recados», con el fin de que ayuden ellos también a sobrellevar los gastos de la familia, cada vez más acrecentada por los hermanitos más pequeños, que van en aumento.

¿Se garantizan debidamente estos derechos del niño? Entre tanto, todos los niños del mundo, todos esos obreros del porvenir tienen hoy el derecho de alzarse airadamente, con la mirada febril de sus caras hundidas y demacradas, frente a todo ese ejército, imponente por su miseria, de proletarios, y pedirles cuentas con esa pregunta suprema, de tan honda tragedia: «¿Y para vivir "esto" nos habéis traído al mundo? ¿Por qué? ¿Por qué?». Y ese por qué seguiría vibrando latente en la atmósfera como la suprema interrogación que los niños, cuando se transformen en hombres y vean unida a la miseria de su situación la amargura de la lucha, se hagan invariablemente ante los primeros vasos de vino, que serán la primera intoxicación grave que sufran sus organismos débiles y enfermizos...

Yo quisiera interpretar aquí la voz de esos miles, de esos millones de futuros proletarios, y preguntar a los que hoy ocupan sus puestos en el ejército del trabajo: ¿por qué los habéis traído al mundo?

Yo estoy segura de que todos bajarían la cabeza, avergonzados, lamentándose de que la inconsciencia de un momento de placer hubiese traído sobre ellos y sobre las cabezas de esos hijos tan adorados todo un horrible estigma de materia y toda una tremenda traba para la redención futura.

Los derechos del proletario

¿Cómo no hablar aquí de éstos, siquiera sea porque por su justicia, por su inminente necesidad, aparecen encadenados a todos los temas que se traten?

Los proletarios tienen derechos, tantos derechos sin adquirir, que es casi inútil enumerarlos; bastaría con que dijéramos: tienen derecho a dejar de ser proletarios, a acabar con ese odioso nombre y con la no menos horrible situación. ¿Creéis que después de eso es lícito hablaros de derechos a rebaja de jornada, de elevaciones de jornal, de vacaciones largas? No. Lo esencial es que se termine la explotación, porque mientras ésta subsista, aunque sea más o menos atemperada, existirán la desproporción y la injusticia. Esta vez los derechos del proletario son negativos; tiene simplemente derecho a dejar de serlo. En estas sencillas palabras está, sin embargo, la clave de todas las evoluciones y revoluciones del futuro.

Los deberes del proletario

Estos sí que no son ya tan fáciles de comprender, ni tan sencillos de enunciar. Precisamente, porque derecho es un campo de circunscripción amplísima, pero absoluta y universal, en tanto que deber es un campo personal, de relatividad completa, que se particulariza en cada faceta de la vida del individuo. Frente al derecho único y universal, el proletario halla ante sí toda una gama de deberes, porque, desgraciadamente para él y para muchos de los que no son proletarios, los derechos son aspiraciones más o menos remotas, de las que algunas figuran en las leyes y las más están por hacer en los cerebros de los legisladores, y los deberes están todos ellos incluidos taxativamente en la letra de los códigos, en los preceptos consuetudinarios, en las normas del derecho natural, en todo, en fin, porque deber es traba, y la humanidad se ha preocupado siempre de atar, nunca de dar libertad a las facultades humanas.

Ahora bien; por encima de los deberes circunstanciales del proletario respecto de sus compañeros de la humanidad, hay unos deberes más sublimes que contrae con la especie, comprometiéndose a traer nuevos seres sanos y robustos, deberes sintetizados hoy bajo el nombre de eugenesia; y hay deberes que contrae respecto de estos mismos seres, obligándose tácitamente a traerlos no ya a un mundo de venturas sin cuento, sino a un mundo de trabajo, pero de trabajo consciente para el que estén capacitados por su fuerza, adquirida por una buena alimentación durante la infancia y la adolescencia y por su cultura en estas mismas épocas que los capaciten para desempeñar el trabajo, no por un mero proceso automático, sino con responsabilidad y con consciencia de los actos que ejecute.

Estos deberes son de una realización inmediata y positiva. Los deberes son obligaciones materiales y morales, que es indispensable cumplirlas bajo la amenaza de una coacción superior.

¿Qué mayor coacción que el bien de esos hijos, que yo juzgo que debe ser lo suficiente para todo padre responsable que, percatándose de estos problemas que hasta aquí no se habían planteado, comprenda la necesidad de resolverlos?

Una vez que se divulguen entre todos los proletarios, ¿podremos creer que se resistirán a cumplirlos?

Tengo en muy alto la estima que el proletario me merece para creer que no.

Clasificación de los países europeos en cuanto a la situación del proletariado

Las trágicas circunstancias actuales de Inglaterra, donde miles de obreros condenados a un paro forzoso elevaron al poder a MacDonald con la esperanza de que resolviera su situación, hoy atenuada, pero que aún continúa, nos presentan a Inglaterra como un país en que, desgraciadamente, la situación del obrero, si bien en época normal no es de gran dificultad por lo confortable del home, el hogar británico, salvo las excepciones bochornosas del East End londinense, y por el buen número de escuelas de que aparece dotada Inglaterra, se hace más grave en esta época de paro, en la cual hemos apreciado un recrudecimiento de la campaña maltusiana, para lo que se han abierto, sólo en Londres, otras tres clínicas más, con el fin de aminorar en lo posible la triste situación futura del obrero.

El paro se reproduce con los mismos caracteres en todas las naciones, y hasta en América, que pone de manifiesto una gran verdad: que si la situación de los trabajadores sufre agravaciones con estas hecatombes de las huelgas voluntarias o forzosas, su simple salario normal es insuficiente para mantener una familia. En las estadísticas más benévolas figuran cinco millones de parados en toda Europa y América. Cinco millones de seres que arrastran a su vez a la miseria en que ellos se encuentran a tres o cuatro seres, por término medio, contribuyendo de este modo a agravar su situación, que ya en época normal es signo horrible de una tremenda insuficiencia.

Las dos cuestiones de hoy

Hoy se nos plantea una pregunta: ¿puede juzgarse inminente la crisis del capitalismo? Yo, con franqueza, con sinceridad, creo que no. Juzgo que será necesario el advenimiento de una generación más, cuando menos, para que esa crisis advenga en su totalidad, sin que en el intervalo no se vayan mostrando chispazos en todas las naciones.

La crisis es, pues, casi inminente, si tomamos en su sentido etimológico la palabra, esto es, como «amenazante e inmediata». El capitalismo ofrece hoy solamente los primeros síntomas de esa crisis, una crisis lenta, de transformaciones paulatinas. Pero hay que tener en cuenta que aun en el caso de advenir la crisis, ésta ofrecería después una etapa revolucionaria, preludio bastante extenso de la definitiva consolidación del nuevo régimen. Son, por lo menos, dos generaciones de obreros, en el caso más optimista, las que habrán de sufrir las terribles consecuencias del actual sistema y de la inconsciencia paterna. ¿Es justo, es moral, sacrificarlas, retardando esa evolución y haciendo que se pierdan los frutos que empiezan a cosecharse en Rusia, secándose en el árbol, sin que cooperemos a cuidar los brotes que hoy ofrecee el tronco universal del socialismo?

Pero hay que formularse también otra pregunta íntimamente ligada a la anterior: ¿es inminente la revolución social?

En el momento en que la crisis del capitalismo se agudice, advendrá, como lógica consecuencia, la revolución, por la que terminan todos los procesos históricos, y se cierra definitivamente el ciclo, al igual que se ha cerrado ya el de la aristocracia y de la burguesía.

El *intermezzo*. Papel del obrero en ese intermedio

Claro es que si juzgamos mediata, aunque cercana, la revolución social y creemos que ha de haber un tránsito entre la etapa actual que estamos viviendo y la venidera, forzosamente existirá entre las dos un intermedio, en el que el papel del obrero habrá de ser el de facilitar el camino con el fin de que al advenir la revolución se le encuentre ya capacitado para la lucha, y, sobre todo, habiendo instruido, con el instinto atávico de la primera educación, a los futuros pequeños proletarios, que tendrán que ser luego los mayores propulsores de los movimientos liberadores.

Para ello es indispensable que esos obreros no hagan indirectamente el juego al capitalismo, aumentando el número de los proletarios del mañana, porque entonces será inútil toda revolución, que fracasará con gran estrépito. El capitalista tendrá en sus manos definitivamente la obra y el trabajo, porque podrá escoger entre los muchos brazos que se le ofrezcan, y cuando el capitalismo o sus instituciones —monarquía, clero y ejército— estén seguros, será estéril cuanta campaña de difamación se haga. Es necesario que ellos se difamen a sí mismos en la conciencia de los buenos ciudadanos, y que éstos sean menos, pero escogidos y dispuestos para exigir las debidas responsabilidades a los hasta entonces causantes de sus males, responsabilidades estas últimas que sólo se pagan con la vida; porque ¿qué representa la vida de uno, de diez, de ciento, ante el perjuicio y la explotación desarrollados sobre tantas generaciones de proletarios?

Punto de coincidencia entre los pensadores que han propugnado la revolución social

Entre todos los pensadores que hasta aquí han propugnado la revolución social, todos llegan a la coincidencia, desde Platón hasta Kropotkin, y desde Jesús hasta el abate Mably, de que en tanto al advenir esta revolución no sea el Estado quien se encargue de la educación y sostenimiento de todos sus futuros ciudadanos, es preciso que el obrero, dándose cuenta de su situación presente, aprenda a juzgar el problema desde un nuevo punto de vista y facilite la obra de la revolución social limitando su prole, para hacerla más culta, más responsable, menos trabajada y más trabajadora. Si en la práctica vemos confirmados estos hechos, si en la teoría los vemos expuestos por los más eruditos pensadores, ¿cómo despreciar los frutos de tantas inteligencias entregadas a la investigación y los indiscutibles resultados que la realidad nos ofrece?

Seríamos insensatos si tal hiciéramos.

Consecuencias

Son dos que yo quisiera que quedaran bien grabadas en la mente de todos. Para comprenderlas bien es, sin embargo, necesario haber leído detenidamente cada uno de los epígrafes de este folleto. De lo contrario, parecerán audaces y sin debida fundamentación. Helas aquí:

1.º El maltusianismo sólo puede ser derrotado por la revolución social.

2.º El maltusianismo debe ser, hoy por hoy, la norma de conducta del proletario consciente.

APÉNDICE

El proyecto japonés

Hasta hace muy poco tiempo el proyecto más revolucionario y más avanzado en un sentido protector del aborto y de los medios anticoncepcionales parecía ser el checoeslovaco. (Véase *El problema eugénico*). Sin embargo, el Japón se prepara hoy a avanzar aún más con el fin de limitar la natalidad. La agencia Internews ha circulado el siguiente telegrama, fechado en Tokio el 8 de febrero de 1929:

> Por vez primera en la historia del Japón se ha discutido en la dieta japonesa el problema de la limitación de la natalidad. Se ha presentado un proyecto de ley a favor del *Birth Control* (limitación de nacimientos). Este proyecto, obra del diputado Iso Abe, está apoyado por todos los jefes de los partidos obreros. Entre las cláusulas más importantes figuran los siguientes puntos:
>
> 1.º Reconocimiento por la dieta de la racionalidad del movimiento a favor del *Birth Control*.
>
> 2.º No se castigará el aborto en los tres primeros meses de embarazo.
>
> 3.º Tan sólo los abortos después de los tres meses se castigarán con multas y no con penas de prisión.
>
> 4.º Justificación legal del aborto para proteger a las madres débiles o incontinentes.

Este paso, que revela que hasta los propios pueblos orientales se dirigen en este sentido lógico, es muy de tener en cuenta por tratarse de dos naciones —China y Japón— que reunían ellas solas, dentro de su relativamente reducida extensión, más del doble de la población de toda Europa, hasta el punto de que no teniendo más capacidad el terreno para hacer albergues, se ven obligadas muchas familias a vivir en balsas y construcciones hechas en los propios ríos. Es natural que lo hondísimo de la crisis que este enorme problema ha suscitado les haya hecho pensar en esta legítima solución. Pero es ante todo interesante señalar, para ejemplo de todos vosotros, que es el Partido Obrero, con sus varios jefes, el que representa, apoya y defiende esta moción.

La legislación del aborto en Rusia

Hasta aquí se tenía a Rusia como la nación más avanzada en cuanto a la tolerancia de estas prácticas anticoncepcionales y su decidida protección del aborto. Sin embargo, ante el avance de estos últimos tiempos, siempre en sentido renovador, en todas las legislaciones universales, debido a la actuación cada vez más intensa de los organismos obreros desde el poder —tal el caso del laborismo en Inglaterra, citado en otro lugar de este libro—, Rusia sólo puede vanagloriarse de haber sido la primera nación que con un sentido en aquellos momentos francamente avanzado y demoledor trató este problema, hasta el punto de que hoy, sin reforma alguna, queda al nivel de las naciones de acción más decidida a este respecto.

Ya en 1914 se habló en Rusia por Mr. Hernnet, ante los penalistas, de este problema, proponiendo la supresión del delito de aborto. Pero recién advenida la revolución de 1918, el Comisariado de Justicia y Sanidad pública, ateniéndose a aquel justísimo requerimiento, decretaba:

«Que no es punible el aborto realizado por una mujer encinta o por el médico con el consentimiento de la embarazada, siempre que atienda y practique aquél las indispensables reglas higiénicas».

Este sencillo precepto se sometió a la forma y normas de un artículo en el Código, y así figuró en el Código de 1922 y ahora en el 146 de 1926. Una revolución hecha por y para obreros reconoció ese derecho como una concesión legítima a los intereses de los trabajadores, de los que ella se erigía en principal defensora.

Una estadística reveladora

La autorización del aborto hizo que en Rusia, a partir de 1924, se intentase organizar un servicio de estadística, a base de las preguntas. Hechas y comprobadas a toda mujer que quería interrumpir su embarazo. Se indica profesión, cultura, domicilio, estado, número de hijos, embarazos y motivos de solicitar el aborto.

En el año 1926 la Administración Central de Estadística, de los Soviets, arregló y clasificó los datos obtenidos. Los resultados de esta estadística fueron realmente curiosos en cuanto a los móviles que les impulsaron a obrar. El fin de ocultar el embarazo y la deshonra asciende desde las ciudades, donde sólo alcanza una proporción del 8 por 100, hasta las aldeas, donde aumenta; la falta de medios de subsistencia alcanza ya en las capitales un 38 por 100; por enfermedades se presentaba un 12 por 100, y por otras causas, un 6 ó 7 por 100. Estos datos son, como veis, altamente significativos. Las mujeres comprendían las dificultades de su lucha, y eran ellas mismas las que, acogiéndose a un derecho totalmente reconocido, resolvían de este modo lo que antes había sido complicación de su existencia y causa fundamental de la constante degradación del proletariado.

Clases de aborto existentes

Hoy, basándonos en las estadísticas mundiales y en los reconocimientos que este derecho ha tenido ante la legislación universal, existen cuatro clases de abortos que van en progresión creciente.

Ocupa el máximo de la escala el aborto autorizado con miras maltusianas, reconocido en Checoeslovaquia, Japón y Rusia. (Véase los párrafos anteriores). Otro, el aborto justificado por necesidad, cuando existe un conflicto entre dos bienes de diferente categoría o valor moral (vida de la madre y vida del hijo futuro), afirmado en la mayoría de los Códigos como caso previsto y explícitamente en Suiza, Checoeslovaquia, Argentina. Aborto legitimado por fines eugénicos, reconocido en Suiza y Argentina débilmente, y con un decidido sentido de la responsabilidad de la sociedad si autoriza estos crímenes, en Checoeslovaquia. Aborto impune por causas sentimentales para la mujer violada, en la misma proporción que el anterior, incluido en Suiza, Argentina y Checoeslovaquia.

Como veis, están todos limitados a tres legislaciones típicas, de las más avanzadas dentro de un tipo medio normal, y a dos de hondo contenido ideológico para un futuro, la japonesa y la rusa, esperanzas que pronto habrán de convertirse en realidad y que habrán de ser un día legítima aspiración de todos los pueblos.

El problema de la limitación de nacimientos ante los congresos de reforma sexual

Donde esta cuestión ha sido tratada con mayor amplitud fue en el Segundo Congreso de Reforma Sexual, celebrado en Copenhague en 1928. El ponente, y que dio tono al debate sobre este aspecto, fue un doctor de Copenhague, el doctor Leunbach. Es tan interesante esta ponencia, que para terminar el presente folleto, y como una consecuencia que debe quedar grabada en la mente de todos, quiero transcribirla, por su argumentación y su interés:

> Por "regularización" de descendencia ha de entenderse la limitación del número de nacimientos, que ha de ser llevada a cabo con el apoyo consciente del hombre, cualesquiera que sean los medios que se adopten para ello.

La superpoblación conduce a una necesidad expansional, y es un constante peligro para la paz del mundo. Un rápido aumento de población sería catastrófico en nuestro sistema social, de tipo capitalista. Es una vergüenza que la ciega casualidad sea quien decida si el nuevo ser ha de crearse. Nadie se opone al derecho absoluto que deben tener todos para decidir según su deseo sobre el nacimiento de sus hijos.

La consecuencia sería que hubiese menos obreros para las industrias, pero entonces tendrían más importancia. Es un error creer que sólo muchos hombres representan la fuerza. El poder de la nación depende de que unos pocos hombres sean los más aptos y los más dispuestos posible. Es una cuestión de calidad, no de cantidad. El temor de que entonces no nacerían más niños es infundado. El impulso de la procreación es harto grande. Hoy el azar decide el número de hijos, y hasta es una desgracia poner nuevos acres en el mundo. Con la regulación de nacimientos el matrimonio alcanzaría una nueva fase mucho mejor y más feliz. La vida sexual y la procreación deben separarse por completo.

El temor al embarazo y a las enfermedades ha arruinado a la sociedad. Es de suma importancia para la mujer decidir por sí misma si quiere tener hijos y cuántos desea parir. El aborto debe ser constantemente combatido, porque siempre lleva un peligro para la vida de la mujer. Sin embargo, el castigo del aborto es enteramente excepcional, pues tan sólo un 1 por 1.000 de los transgresores de la ley es penado, y ello conduce al menosprecio de la misma. El embarazo obligatorio está en pugna con el deseo de que la procreación ha de ser voluntaria. Los medios anticoncepcionales pueden evitar la mayor parte de los abortos, y, en verdad, éste es el único camino. La idea eugénica descansa también sobre los principios de que la procreación debe ser decidida por los propios seres humanos. El deseo de una descendencia voluntaria y limitada debe penetrar hasta las más bajas capas sociales. El anticoncepcionismo es la condición cardinal para abolir la prostitución, que implica el imperio del hombre sobre la mujer. La separación de la vida sexual y la procreación hará desaparecer muchos delitos sexuales. Tres exigencias ha de reunir todo medio anticoncepcional: absoluta seguridad, inocuidad y posibilidad de ser empleado por cualquier mujer.

Acuerdos del Segundo Congreso

Es útil terminar este trabajo con unos acuerdos que, aparte de su trascendencia para la tesis que sustentamos, son en extremo provechosos, y condensan todo nuestro pensamiento.

El Congreso de Copenhague, enteramente de acuerdo con la tesis expuesta por el Dr. Leunbach, emitió el siguiente dictamen, que fue aprobado, y que revela el espíritu que debe presidir nuestros pensamientos como una ejemplaridad de lo logrado en otros países:

> El Congreso ve en la regulación de nacimientos un medio de mantener el aumento de los pobladores dentro de los límites razonables, de que los padres sanos engendren hijos sanos y de que los padres incapaces puedan abstenerse voluntariamente de procrear. El Congreso saluda con júbilo a todo niño sano, pero observa que sólo pueden desarrollarse niños sanos en las más favorables condiciones sociales y económicas. Debe exigirse el conocimiento y difusión de medios anticoncepcionales. Deben instalarse para aprendizaje del pueblo establecimientos técnicos bajo la dirección médica. En los estudios de Medicina, y como propaganda popular, debe incluirse con carácter obligatorio el "anticoncepcionismo".

Este libro se terminó de imprimir
el 16 de octubre de 2024,
ciento setenta años después
del nacimiento del escritor y teórico
político marxista Karl Kautsky.

Títulos publicados

PREGUNTA
ediciones

Relatos

Las pérdidas rojas. Chusa Garcés
Cuentos detrás de la puerta. Begoña Abad
Amor, blanco roto. Chusa Garcés
Letras de tinta. Lourdes Aso Torralba
Baños de Panticosa. Premios Literarios. Varios autores
Sobreexposición. Laura Bordonaba Plou
Desde el otro lado. Prosas concisas. Fernando Aínsa
Buscando los orígenes de aquello. Irene Achón, María Jesús Artigas, Alberto Delmalo, Ana García, Coral González, Anabel Hernández, Aitana Muñoz, María José Pardo, Eva Pardos, Elisa Pérez, Manuel Pinos, Pilar Royo
Brioleta. Encuentro de escritoras aragonesas. Lourdes Aso Torralba, María Pilar Benítez Marco, Elena Gusano Galindo, Chusa Garcés, Blanca Langa Hernández, Angélica Morales, Marta Navarro, Almudena Vidorreta
Los soñadores. Roberto Malo
Bilbilitanos en la historia. Ricardo Ramos Rodríguez
El dolor del cristal. Sergio Royo
Polar. Laura Bordonaba Plou
La prueba final y otras historias cortas. Ganadores del Certamen de Cuentos y Relatos Breves Junto al Fogaril
Viviendo en tiempo brutal. Sergio Royo
Contemplación. Franz Kafka
Zaragoza turbia. José María Tamparillas
Sabor metálico. Eva Pardos Viartola
Cuentos esféricos. Chema González
Canciones tristes que te alegran el día. Miguel Mena
Todo es agua. Begoña Fidalgo
Mar de lejos. Manuel Pinos
Y de repente esta lluvia. Sergio Royo
De bares y mujeres. Marta Armingol, Olga Asensio, Laura Bordonaba Plou, Clara Castán Ibarz, Begoña Fidalgo, Paula Figols, Chusa Garcés, Magdalena Lasala, Elvira Lozano, Rosa Martínez, Angélica Morales, Eva Pardos Viartola, Clara S. Mendívil, Laura Serrano
Diáspora. Isabel Gutiérrez Cía
Relatos de La Flama. María Jesús Artigas, Emilia Bayod, Marta Gascón, Clara Járboles, Merche Llop Alfonso, Abraham José Mendoza Diloy, Eva Pardos Viartola, Alfredo Pérez, Elisa Pérez Ibarra, Manuel Pinos, María José Sanjuán, Wenceslao Varona López, Gloria Verdoy
Un martes cualquiera. Laura Latorre Molins
Con voz y voto. Pioneras americanas del relato social y la ciencia ficción y tres piezas del teatro sufragista británico. Edición de Isabel Alquézar y Berta Lázaro
Todos los crímenes del mundo. Sergio Royo

Novela

El último concierto de David Salas. Roberto Malo
Crónica de un deseo. Antonio Ventura
Verde mar del norte. Clara Castán Ibarz
La brújula del universo. Mario de los Santos
El eco entre la bruma. Ricardo Ramos Rodríguez
Las sombras del Imperio. Ricardo Ramos Rodríguez
La movida que te salvó. Mariano Pinós
Merecer la vida. Laura Serrano
Cariñena. Antón Castro
Los días blancos. Marta Armingol
Declive. Fernando Rivarés
Canciones ligeras. Miguel Mena
Hannibaal. Miguel Carcasona
Inventario de monos. Galgo Cabanas (Mario de los Santos y Óscar Sipán)
De viento y sal. Clara S. Mendívil

Jimena. Magdalena Lasala
Catorce. Paula Figols
El silencio y su canción. Ángel Gracia
Marta. Víctor Juan
La nota muerta. Rosa Martínez
Para cenar, aire. Pedro Bosqued
Las batallas perdidas. Jaime Tomás
La fugitiva. Clara Járboles
Alcohol de quemar. Miguel Mena
La casa de los dioses de alabastro. Magdalena Lasala
Tristán. La ética del monstruo. Javier Romero Collazos
Puente de Hierro. Miguel Mena
Máscara. Ricardo Ramos Rodríguez
Leopardos en el diván. Gonzalo Fontana Elboj
Lucífugo. José María Tamparillas
Bendita calamidad. Miguel Mena
La estirpe de la mariposa. Magdalena Lasala
El colapso de la colmena. Julia Jiménez Carrera
Los Hijos de Hura. Abdelrahim Kamal
Dinero caído del cielo. Reyes Salvador
No podría estar más contenta. Marisol Aznar y María Frisa
Leitmotiv. Sergio Sarsa
Profanación. Ramón Acín
Onda Media. Miguel Mena
Proyecto Sada. Javier Gastón
La vista atrás. Laura Serrano
Pájaros azules en Roma. Miguel Ángel Nievas
Alerta Bécquer. Miguel Mena
Taquicardia. Teresa Álvarez
Moncayo estrés. Miguel Mena

Poesía

Litiasis. Manuel M. Forega
Todas las religiones son una / No hay religión natural. William Blake
Estoy poeta (o diferentes maneras de estar sobre la Tierra). Begoña Abad
AntiaéreA. Encuentro poético en Zaragoza. Carmen Camacho, Alicia García Núñez, Marta Navarro, Chus Pato, Inés Povar, Miriam Reyes, Sandra Santana, Hermanas del Hambre (Elisa Berna y Charo de la Varga)
Todo estalla dicho. Elvira Lozano
La experiencia de la poesía. Ángel Guinda
AntiaéreA II. Poesía encontrada en Zaragoza. Ajo, Eva Antón Bravo, Zhivka Baltadzhieva, Isabel Bono, Javier Corcobado, Cristina Járboles, Laia López Manrique, David Mayor, Carmen Ruiz Fleta
Diez años de sol y edad. Antología 2006-2016. Begoña Abad
Alud. Javier Fajarnés Durán
Los países de piedra. Pablo Javier Pérez López
Existe algún lugar en donde nadie. Juan Pablo Roa
Te mataré mientras vivas (Coronación supersónica). Raúl Herrero
La ciudad y el cuchillo. Javier Fajarnés Durán
Vidrieras. Laurent Tailhade
El tiempo de las alambradas. Antología poética. Antonio Orihuela
Esta vida verde. Antología poética. Lyn Coffin
Las palabras son nocivas. Antología poética. Amador Palacios
Las locuras ya no son locuras. Antología poética. Ferruccio Brugnaro
El techo de los árboles. Begoña Abad
Satirologio. Epigramas del siglo XXI. José Verón Gormaz
Caballo de mina. Gerardo Vacana
Big Bang. José Luis Esteban
Los signos en el agua. Noventa y nueve poemas. Joaquín Sánchez Vallés
Avanza el olvido. Javier Ramón Jarne
Fábrica de la seda. Miguel Ángel Curiel
Casa junto al arrecife. Enrique Ariño Gil

Trivium. Marcos Castillo Monsegur
El lenguaje de las ballenas. Begoña Abad
El libro de horas. Rainer Maria Rilke
Gran Guiñol. Miguel Ángel Ortiz Albero
Cantares y presagios. José Verón Gormaz
Marcha por el desierto. Sandra Santana
Una guitarra de contrabando. Gerardo Vacana
Diccionario de garzas y de mirlos. Pablo Javier Pérez López
Piedra y tijeras. Nacho Tajahuerce
#MedeaHaVuelto. Angélica Morales
Madres. Begoña Abad
Todas las moradas de mi aliento. Jacques Meylan
Razón de espera. Rafael Lobarte Fontecha
Poesía. Guido Cavalcanti
Tránsito. María Pilar Martínez Barca
Viejo. Sergio Gómez
Barro. Miguel Ángel Curiel
Historia del mundo antiguo. Joaquín Sánchez Vallés
Este día, este momento. Juan Pablo Roa
El miedo del doble a la soledad. Rosa Martínez
Un vuelo sin la mecánica adecuada. Pecker
Brioleta volumen 2. Poesía aragonesa en femenino. Carmen Aliaga, María Pilar Benítez Marco, Mar Blanco, Marta Domínguez Alonso, María Dubón, Ana Giménez Betrán, Reyes Guillén, Blanca Langa Hernández, Angélica Morales, Trinidad Ruiz Marcellán, Helena Santolaya y Carlota Urgel
Entre el huerto y el corral y otros versos. Gerardo Vacana
Cantar cuarenta. Cancionero completo 1983-2023. Gabriel Sopeña
Sálvida. Sofía Díaz Gotor
La fuerza de la tierra. Paula Martínez
Ahab. Antología poética. Carlos Ramos
Enseres del invierno. Miguel Carcasona
A la izquierda del padre. Begoña Abad
La muerte se llama Juan. Joaquín Sánchez Vallés
Y ¡PUM! Un tiro al pajarito. Sandra Santana
La vida de María. Rainer Maria Rilke
Lamia, Isabella, La víspera de Santa Inés y otros poemas. John Keats
Un abrazo fuerte. Homenaje al poeta David González. Patxi Irurzun y Nacho Tajahuerce (coords.)
Los puntos cardinales. Rafael Lobarte Fontecha

Libro ilustrado
El dibujante de relatos. Antón Castro y Juan Tudela
La península de Cilemaga. Helena Santolaya
Marcianos. Sergio Algora y Óscar Sanmartín
La odisea de Fortunato. Pere Inglés y David Girón

No ficción
Reconstrucción. Miguel Ángel Ortiz Albero
Sahara Occidental. Cuarenta años construyendo resistencia. Varios autores
Residencia y tránsito de las letras en Aragón. Fernando Aínsa
Diario de campo de un psicólogo en un club de fútbol. Luis Cantarero
Marcelino. Muerte y vida de un payaso. Víctor Casanova Abós
Aragón en el sistema solar. Carlos Garcés Manau
Los poetas malditos. Paul Verlaine
Poetas y poéticas. Ensayos. Amador Palacios
Del espejismo de la revolución a la venganza de la victoria. Guerra y posguerra en Barbastro y el Somontano (1936-1945). José María Azpíroz Pascual
Nerín. Memorias compartidas. Varios autores. Edición de Rafael Latre
Sahara Occidental. Del abandono colonial a la construcción de un estado. Varios autores
El hombre elefante. Frederick Treves
Pasaron por aquí. Antón Castro
Nacer para aprender, volar para vivir. Un acercamiento a la poesía de Begoña Abad. José María García Linares

¡Cállate, papá! Padres y violencias en el fútbol industrial. Luis Cantarero
Metodologías activas en el aula. Varios autores
Gamificación educativa. Varios autores
El viaje exterior. Ensayos censores IV. Manuel Martínez-Forega
Teruel. Otra dimensión. Juan Villalba Sebastián
Opiniones de mujeres. María Domínguez
La guerra de los robots. Cómo la tecnología está cambiando los conflictos armados. Francisco Rubio Damián
La escritura por venir. Ensayos sobre arte y literatura en los siglos XX y XXI. Sandra Santana
La vida al alcance de la mano. La discapacidad a través de mi historia. Álex Sánchez
El viaje exterior. Ensayos censores V. Manuel Martínez-Forega
El camino de la serpiente. Escritos ocultistas. Fernando Pessoa
La jota, aragonesa y cosmopolita. De San Petersburgo a Nueva York. Marta Vela
El bazar infinito. Rutas y mares entre Oriente y Occidente. Alberto Cebrián
Ríos que mueren sin mar. Viaje por las culturas de Asia central. Enrique Ariño Gil
Humanizar el fútbol. Deporte y transformación social. Julio Salinas y Luis Cantarero (coords.)
Tú eres antes que todo. Correspondencia de Ramón Acín y Conchita Monrás. Víctor Juan
Adolescentes del siglo XXI. Técnicas de liderazgo parental. Marisa Felipe
Aurora y la celiaquía. Laura Marín
Zaragoza. Historias de ida y vuelta. Miguel Mena
Aragón. Formas de ser. Miguel Mena
Viaje al mar. Diario de un nabatero. Kike Fernández
Un violinista en el Titanic. Tribulaciones de un heterodoxo. Ángel Garcés Sanagustín
Diario del último año. Florbela Espanca
Juan de Velasco, primer maestre de campo de la Ciudadela de Jaca. Marcos Mayorga
Creatividad de andar por clase. Asunción Porta
Albarracín. Un viaje en el tiempo. Juan Villalba Sebastián
Diálogos en cautividad. Antón Castro
Deambulatorio. Miguel Ángel Ortiz Albero
Mauricio Aznar y Almagato. La historia. Jaime González
Máquinas que cuentan historias. La inteligencia artificial y la literatura del futuro. Varios autores
Cincuenta estaciones europeas. Catedrales de la modernidad. Alfonso Marco
La jota, aragonesa y liberal. Zaragoza, Madrid y París. Marta Vela
Sexo, amor y revolución. Hildegart Rodríguez
En torno a Paris, Texas *de Wim Wenders*. Varios autores
Futbología. La cultura del fútbol industrial. Luis Cantarero
Eugenesia y natalidad. Hildegart Rodríguez

Infantil

La Dama, el Duende y el Rey. Tres leyendas aragonesas. Roberto Malo, José María Tamparillas, Daniel Tejero y David Guirao
Moflete, el elegante. Agustín Porras y Arturo García Blanco
La ardilla poeta y el futuro del planeta. Pilimar Aguilar y Xcar Malavida
Moflete ya sabe contar. Agustín Porras y Arturo García Blanco
Agentes del futuro. María Frisa y Xcar Malavida
Minicó dice no. Nerea Mur
El príncipe que cruzó allende los mares. Roberto Malo, Francisco Javier Mateos y David Guirao
De tu abrazo a las estrellas. Victoria Alcalde y Ruth Alarcón
Mocoloco y Flemalarga. Nines Barcelona y Nerea Mur
San Jorge y el dragón. Daniel Nesquens y David Guirao
Antes de las nueve. Pablo Ferrer, Paula Figols, Marina Santos, Christian Peribáñez y Zaira Andrés
Erny, el monstruo de la Laguna Negra. María Álvarez e Irene Campos
Lex, el Tiranosaurio Rex. Roberto Malo, Daniel Tejero y Blanca Bk
La ardilla poeta y su libro de recetas. Pilimar Aguilar y Xcar Malavida
Un viernes soleado. Pepe Serrano y Raquel Samitier
Mika, el niño fantasma. Daniel Tejero y Bernal